国家社科基金项目“两汉封国‘诸子’与齐鲁文化的主流化研究”（17CZS008）阶段性成果

山东师范大学校级教学改革立项重点项目“齐鲁文化通识教育课程建设”（2019XD18）阶段性成果

教育部人文社会科学重点研究基地山东师范大学齐鲁文化研究院、齐鲁文化传承与山东文化强省建设协同创新中心资助项目

山东省高等学校青创人才引育计划：山东师范大学“中外关系史创新团队”阶段性成果

汉代齐鲁封国诸子传

秦铁柱 著

人民出版社

责任编辑:宫　共
封面设计:源　源

图书在版编目(CIP)数据

汉代齐鲁封国诸子传/秦铁柱 著. —北京:人民出版社,2022.4
ISBN 978-7-01-024616-1

Ⅰ. ①汉…　Ⅱ. ①秦…　Ⅲ. ①思想家-列传-中国-汉代
Ⅳ. ①B234

中国版本图书馆 CIP 数据核字(2022)第 040435 号

汉代齐鲁封国诸子传

HANDAI QILU FENGGUO ZHUZI ZHUAN

秦铁柱　著

人民出版社 出版发行
(100706　北京市东城区隆福寺街 99 号)

北京汇林印务有限公司印刷　新华书店经销

2022 年 4 月第 1 版　2022 年 4 月北京第 1 次印刷
开本:880 毫米×1230 毫米 1/32　印张:9.25　字数:200 千字

ISBN 978-7-01-024616-1　定价:30.00 元

邮购地址 100706　北京市东城区隆福寺街 99 号
人民东方图书销售中心　电话 (010)65250042　65289539

目　录

序　言

周朝灭商而有天下之后，在今天的山东地区分封了一些诸侯国，其中最重要的就是齐国与鲁国。齐鲁两国由于所在地区的文化传统、地理环境、治国方略的不同形成了两种有差异的文化，即齐文化和鲁文化。齐国是姜太公的封国，其治理齐国时，顺应齐国重功利、淡宗法的风俗特点，推行“因其俗，简其礼”的治国方针，在经济上重视发展工商业，农工商并举；在政治上，“举贤而尚功”，形成了颇具开放性与兼容性的齐文化。周公被封于鲁国，鲁国之地农业经济发达，周公之子伯禽就国之后，推行“变其俗，革其礼”的治国方针，以周之礼乐文化来改造当地文化，强调“尊”“亲”，形成了一种尚仁义、重伦理的文化传统。春秋战国时期是齐鲁文化的发展时期，在鲁文化区域，重点有孔子创建的儒家和墨子创建的墨家；而在齐文化领域，不仅有二孙的兵家，更有稷下包括黄老道家在内的诸家争鸣。

秦汉时期是齐鲁文化由区域文化发展为统一王朝主流文化的重要时期。秦统一后，法家思想成为统治思想，严刑峻法是其速亡的重要原因，而西汉建立后，与齐国稷下学宫关系密切的黄老之学，经过曹参等人的努力，成为了西汉皇朝的指导思想。在这一思想的指导下，社会经济得到了迅速的恢复与发展，出现了两汉皇朝第一个盛世——“文景之治”。但黄老无为难以解决加强中央集权、地方豪强、匈奴入侵、诸侯王坐大等问题，结果发源于鲁地的儒家思想逐步登上政治舞台。经过汉初“诸子”们对于儒家经典的恢复与阐发，董仲舒博采众家之长，创建了汉代“新儒学”，满足了汉武帝加强中央集权的需求，儒家思想最终获得了独尊地位。而发端于西汉中后期，贯穿于东汉一朝的经今古文之争，在一定意义上也是齐学与鲁学斗争的反映，为齐鲁文化的发展提供了新的动力。至东汉后期，大儒郑玄最终完成了今文经与古文经的统一，齐鲁文化也最终成为了中国古代传统思想文化的主干。

两汉实行郡国并行的地方行政制度，据《汉书·诸侯王表》记载：“汉兴之初，海内新定，同姓寡少，惩戒亡秦孤立之败，于是剖裂疆土，立二等之爵。功臣侯者百有余邑，尊王子弟，大启九国。自雁门以东，尽辽阳，为燕、代。常山以南，太行左转，渡河、济，渐于海，为齐、赵。谷、泗以往，奄有龟、蒙，为梁、楚。东带江、湖，薄会稽，为荆吴。北界淮濒，略庐、衡，为淮南。波汉之阳，亘九嶷，为长沙。诸侯比境，周匝三垂，外接胡越。天子自有三河、东郡、颍川、南阳，自江陵以西至巴蜀，北自云中至陇西，与京师内史凡十五郡，公主、列侯颇邑其中。而藩国大者跨州兼郡，连城数十，宫室百官同制京师，可谓矫枉过其正矣。虽然，高祖创业，日不暇给，孝惠享国又浅，高后女主摄位，而海内晏如，亡狂狡之忧，卒折诸吕之难，成太宗之业者，亦赖之于诸侯也。”齐鲁之地以其繁荣的经济，丰富的物产，成为分封王国与侯国的重要地区，齐鲁封国成为齐鲁文化的主要承载者，成为齐鲁文化发展的重要阵地。在齐鲁封国浓厚的文化氛围之下成长起来的汉代“诸子”们，成为传承与创新齐鲁文化的重要群体。

秦铁柱的《汉代齐鲁封国诸子传》以汉代齐鲁封国“诸子”为主体来探讨齐鲁文化的发展与创新，从百余位汉代齐鲁封国“诸子”中选择了25位具有代表性的人物，分别进行具体研究，显示出一种不同于以往的齐鲁文化研究的新面貌。该书逐个剖析这些“诸子”的人生轨迹，而重点在于论述他们在齐鲁文化乃至整个汉代思想文化发展与创新中的重要作用和影响，这其中涉及“诸子”的政治思想、经济思想、军事思想、社会管理思想、选举思想、礼乐思想、民族思想等丰富内容，同时也展现出“诸子”的政治实践，并与汉代历史上的无为而治、独尊儒术、征伐匈奴、行推恩令、币制改革、抑摧豪强、盐铁会议、今古文之争、礼乐改革、军阀割据等一系列历史事件相联系。

秦铁柱是南开大学2011级的秦汉史方向博士研究生，无论是在校读博时还是走上工作岗位后，他始终是低调做人，认真做事，勤于思考，刻苦研究，成果颇丰，眼下《汉代齐鲁封国诸子传》也即将要出版，我在此向他表示祝贺，也希望他能继续努力，深化关于汉代“诸子”问题的研究，取得更丰硕的成果。

刘　敏

2021 年 12 月 18 日于南开园

绪　论

秦汉时期，齐鲁文化的发展进入了一个新的历史阶段。从政治上看，秦汉是大一统的时代，春秋战国时期列国并存的局面被打破，专制主义中央集权体制得到确立，天下统一为郡国，在这种统一的政治格局下，打破了各地区域文化并立自守的格局，加速了它们的交流与碰撞，齐鲁文化在这种交流与对抗中走向主流文化。从经济上看，在大一统的政治格局下，经济的发展有了稳定的政治环境，农业生产稳步发展，各地区进行了广泛的经济交流，各地域文化相互融合，齐鲁地区经济的发展为齐鲁文化的主流化提供了重要的物质保障。从思想文化来看，在大一统的政治环境下，思想文化也进入到了独尊的时代，秦王朝时期，法家取得了独尊的地位。汉王朝初年，黄老之学成为主导思想，汉武帝之后，“罢黜百家，独尊儒术”，糅合传统儒家思想、法家思想、黄老之学、阴阳五行思想、墨家思想的“新儒学”成为主流思想，齐鲁文化最终完成了主流化的过程。

两汉实行郡国并行制。汉高祖刘邦在汉五年（前 202 年）

徙齐王韩信为楚王，封其长子刘肥为齐王，拥有济北、城阳、临淄、琅邪、胶西、胶东、博阳7郡，70余城。惠帝二年（前193年），刘肥为讨好吕后，将城阳郡献给鲁元公主，吕后元年（前187年），吕后将济南郡划为吕国，又将琅邪郡划为琅邪国。诛灭诸吕，文帝为了安抚齐王刘襄，济南、城阳、琅邪三郡重归齐国。文帝采纳贾谊之策将齐国分为八国，封刘章为城阳王，刘兴居为济北王，刘将闾为齐王，刘志为济北王，刘辟光为济南王，刘贤为淄川王，刘印为胶西王，刘雄渠为胶东王。至元朔二年（前127年），齐王刘次昌因乱伦而自杀，齐国被归为汉郡。元狩六年（前117年），武帝封其子刘闳为齐王，在位8年，死后国除为郡。

文帝二年（前178年），文帝封在诛除吕氏行动中立有大功的朱虚侯刘章为城阳王，国都为莒县，国土面积还包括虑县（县治今蒙阴东北）、阳都（县治今沂南南）、东安（县治今沂水西南）3县。[①] 传国10代（城阳景王刘章、城阳共王刘喜、城阳顷王刘延、城阳敬王刘义、城阳惠王刘武、城阳荒王刘顺、城阳戴王刘恢、城阳孝王刘景、城阳哀王刘云、城阳王刘俚），至王莽代汉，封国被废。

文帝二年，文帝封诛杀吕氏的功臣东牟侯刘兴居为济北王，后野心膨胀，起兵反抗中央，兵败自杀。十六年文帝又

---

① 安作璋、王志民：《齐鲁文化通史 · 秦汉卷》，中华书局2004年版，第119页。

封安都侯刘志为济北王，后又转封淄川王。景帝四年（前153年），封衡山王刘勃为济北王，传3王（济北贞王刘勃、济北成王刘胡、济北王刘宽），刘宽荒淫，国废为郡。

文帝十六年，文帝将临淄郡东部划为淄川国，封刘贤为王，刘贤与吴楚联合叛乱，被杀。景帝封济北王刘志为淄川王，淄川国首都为剧县（今昌乐西北），国土面积还包括东安平（县治今临淄东北）、楼乡（县治今寿光西南）。① 传8王（淄川懿王刘志、淄川靖王刘建、淄川顷王刘遗、淄川思王刘终古、淄川考王刘尚、淄川孝王刘横、淄川怀王刘友、淄川王刘永），王莽时国除。

文帝十六年，文帝封刘雄渠为胶东王，后联合吴楚反叛中央被诛杀，国划为郡。景帝四年，封刘彻为胶东王，后刘彻成为太子，国除为郡。景帝中元二年（前148年），景帝又封皇子刘寄为胶东王。国都为即墨（今平度东南），封国还包括下密（县治今昌邑东南）、邹卢（县治今莱西东北）、郁秩（县治今平度）、昌武、观阳（县治今海阳西北）、挺县（县治今莱阳南）、壮武（县治今即墨西北）。② 传6王（胶东康王刘寄、胶东哀王刘贤、胶东戴王刘通平、胶东顷王刘音、胶东共王刘授、胶东王刘殷），王莽时国除。

---

① 安作章、王志民：《齐鲁文化通史·秦汉卷》，中华书局2004年版，第120页。

② 安作璋、王志民：《齐鲁文化通史·秦汉卷》，中华书局2004年版，第121—122页。

文帝十六年，文帝封刘卬为胶西王，后联合吴楚反叛中央，被杀国除。后景帝封其子刘端为胶西王，在位47年，无子国除。

文帝十六年，文帝封刘辟光为济南王，因与吴楚反叛中央，兵败被杀，国除为郡。

吕后七年，吕后以琅邪郡封刘泽为琅邪王，后被文帝迁至燕国，琅邪被划为郡。

景帝三年，封刘余为鲁王，国都为鲁县（今曲阜），封国还包括汶阳（县治今泰安西南）、卞县（县治今泗水东）、薛县（县治今薛城）、蕃县（县治今滕州）、驺县（县治今邹城东南）。① 经历6王（鲁恭王刘馀、鲁安王刘光、鲁孝王刘庆忌、鲁顷王刘封、鲁文王刘晙、鲁王刘闵），王莽时国除。

景帝中元三年，景帝封其子刘乘为清河王，在位12年，无子，死后，国废为郡。

景帝中元六年，景帝立梁孝王刘武的儿子刘定为山阳王，在位9年，无子，死后，国废为山阳郡。

景帝中元六年，景帝立梁孝王刘武的儿子刘不识为济阴王，在位1年，无子，死后，国废为郡。

景帝中元六年，景帝立梁孝王刘武的儿子刘彭离为济东王，在位29年，因罪被废，国废为郡。

---

① 安作璋、王志民：《齐鲁文化通史·秦汉卷》，中华书局2004年版，第122页。

天汉四年（前 97 年），武帝立其子刘髆为昌邑王，历 2 王（昌邑哀王刘髆、昌邑王刘贺），昭帝死后，霍光拥立刘贺为帝，因与霍光争权，被废，国废为郡。

本始元年（前 73 年），封广陵王刘胥之子刘弘为高密王，国都为高密（今高密西南），封国还包括昌安（县治今安丘东南）、夷安（县治今高密）、石泉（县治今诸城北）、成乡（县治今安丘）。[①] 历 4 王（高密哀王刘弘、高密顷王刘章、高密怀王刘宽、高密王刘慎），王莽时国除。

甘露二年（前 52 年），宣帝封皇子刘宇为东平王，国都为无盐（今东平东南），封国还包括富城（县治今东平东北）、任城（县治今济宁东南）、东平陆（县治今汶上西北）、亢父（县治今济宁西南）、樊县（县治今兖州西南）、章县（县治今东平东北）。[②] 历 4 王（东平思王刘宇、东平炀王刘云、东平王刘开明、东平王刘匡），王莽时国除。

甘露二年，宣帝封皇子刘嚣为定陶王，后转任楚王，国为汉郡。河平四年（前 25 年），成帝徙封其弟山阳王刘康为定陶王。

东汉在齐鲁地区分封了大量的王国。建武十一年（31 年），光武帝封其侄刘章为齐王，国都为临淄（今临淄北），封

① 安作璋、王志民：《齐鲁文化通史 · 秦汉卷》，中华书局 2004 年版，第 123 页。

② 安作璋、王志民：《齐鲁文化通史 · 秦汉卷》，中华书局 2004 年版，第 124 页。

国还包括西安（县治今桓台东南）、临朐（县治今临朐）、般阳（县治今淄川）、昌国（县治今张店东南）、广县（县治今青州西南）、般阳（县治今淄川）。[①] 历6王（齐哀王刘章、齐炀王刘石、齐王刘晃、齐惠王刘无忌、齐顷王刘喜、齐王刘承），建安十一年（206年），国灭。

建武十七年，光武帝封皇子刘康为济南王，国都东平陵（今章丘西北），封国还包括东朝阳（县治今济阳东北）、台县（县治今济阳东南）、梁邹（县治今邹平东北）、漯阴（县治今济阳东南）、菅县（县治今济阳东北）、邹平（县治今邹平东北）、西平昌（县治今商河西北）、土鼓（县治今章丘东北）、历城（县治今历下）、祝阿（县治今长清东北）、著县（县治今济阳西北）、于陵（县治今邹平东南）、般阳（县治今淄博西南）、安德（国治今陵县东南，侯国）。[②] 历5王（济南安王刘康、济南简王刘错、济南孝王刘香、济南厘王刘显、济南悼王刘广），汉桓帝时国除。

建武十七年，光武帝封皇子刘苍为东平王，国都无盐（今东平东南），封国还包括任城（县治今济宁东南）、东平陆（县治今汶上西北）、富成（县治今东平东北）、章县（县治今东平东北）、宁阳（县治今宁阳西南）、樊县（县治今兖州西

---

① 安作璋、王志民：《齐鲁文化通史·秦汉卷》，中华书局2004年版，第125—126页。

② 安作璋、王志民：《齐鲁文化通史·秦汉卷》，中华书局2004年版，第128—129页。

南)、亢父(县治今济宁西南),永平二年(59年),明帝又以五县益封东平国,寿张(县治今东平西南)、顺昌(县治今东平西北)、南平阳(县治今邹城)、湖陆(县治今鱼台东南)、高平(县治今邹城西南)。① 历5王(东平宪王刘苍、东平怀王刘忠、东平孝王刘敞、东平顷王刘端、东平王刘凯),曹丕称帝时被废。

建武十七年,光武帝封皇子刘京为琅邪王,国都为开阳(今临沂东北),封国还包括即丘(国治今临沂东南,侯国)、东莞(县治今沂水)、阳都(县治今沂南南)、临沂(县治今临沂西北)、东安(县治今沂南东北)、莒县(县治今莒县)、诸县(县治今诸城西南)、海曲(县治今日照西南)、琅邪(县治今胶南西南)、东武(县治今诸城)、姑幕(县治今诸城西北)、缯国(国治今兰陵西北,侯国)。② 历7王(琅邪孝王刘京、琅邪夷王刘宇、琅邪恭王刘寿、琅邪贞王刘尊、琅邪安王刘据、琅邪顺王刘容、琅邪王刘熙),建安二十二年,封国被废。

建武十九年,光武帝封前太子刘强为东海王,国都鲁县(今曲阜),有9个县、侯国属于江苏;20个县、侯国属于山东,在今山东的区域除鲁县外还包括蕃县(县治今滕州)、汶阳(县治今泰安西南)、襄贲(县治今兰陵东南)、驺县(县治

① 安作璋、王志民:《齐鲁文化通史·秦汉卷》,中华书局2004年版,第129—130页。

② 安作璋、王志民:《齐鲁文化通史·秦汉卷》,中华书局2004年版,第127—128页。

今邹城东南)、薛县(县治今薛城)、卞县(县治今泗水)、郯县(县治今郯城西北)、阴平(县治今峄城西南)、南城(县治今费县西南)、昌虑(县治今滕州东南)、合乡(县治今山亭北)、兰陵(县治今兰陵西南)、开阳(县治今临沂东北)、承县(县治今峄城东南)、临沂(县治今临沂西北)、缯国(国治今兰陵西北,侯国)、戚县(县治今微山)、即丘(国治今临沂东南,侯国)、费国(国治今费县西北,侯国)。① 历6王(东海恭王刘强、东海靖王刘政、东海顷王刘肃、东海孝王刘臻、东海懿王刘祗、东海王刘羡),曹丕称帝之时被废。

建武二十八年,光武帝封皇子刘兴为北海王,国都剧县(今昌乐西北),封国还包括平寿(国治今潍城西南,侯国)、营陵(县治今昌乐西南)、都昌(县治今昌邑西北)、昌安(国治今安丘东南,侯国)、高密(国治今高密西南,侯国)、安丘(县治今安丘西南)、淳于(县治今安丘东北)、下密(县治今昌邑东北)、壮武(县治今胶州东北)、夷安(国治今高密,侯国)、即墨(国治今平度东南,侯国)、挺县(县治今莱阳南)、观阳(县治今海阳西北)、胶东(国治今平度,侯国)、东安平(县治今临淄东)。② 历7王(北海靖王刘兴、北海敬王刘睦、北海哀王刘基、北海王刘威、北海顷王刘普、北海恭王刘翼、

---

① 安作璋、王志民:《齐鲁文化通史·秦汉卷》,中华书局2004年版,第126—127页。

② 安作璋、王志民:《齐鲁文化通史·秦汉卷》,中华书局2004年版,第130页。

北海王刘康王)，建安十一年，封国被废。

永平三年（60年），明帝封皇子刘建为千乘王，刘建死后，因无子封国被废，建初四年（79年），章帝封其子刘伉为千乘王。国都临济（今高青东南），封国还包括千乘（县治今高青东北）、蓼城（国治今利津西南，侯国）、博昌（县治今博兴东南）、乐安（县治今博兴东北）、寿光（县治今寿光东北）、利县（县治今博兴东）、益国（国治今寿光东南）、高宛（县治今高青东南）。①

建初七年（82年），章帝封废太子刘庆为清河王，东部地区属今山东，国都为甘陵（今临清东北），封国范围还包括灵县（县治今高唐东南）、贝丘（县治今临清东南）、绎幕（县治今平原西北）、鄃县（县治今高唐东北）。② 建安十一年，封国被废。

元和元年（84年），章帝封东平宪王刘苍之子刘尚为任城王，封国范围包括从东平国所分之亢父、樊县、任城3县，历3王（任城孝王刘尚、任城贞王刘安、任城节王刘崇）。

永元二年（90年），章帝封皇子刘寿为济北王，国都卢县（今长清东南），封国还包括茬平（县治今茬平西南）、成县（县治今泰安东南）、刚县（县治今宁阳东北）、蛇丘（县治今

① 安作璋、王志民：《齐鲁文化通史·秦汉卷》，中华书局2004年版，第131页。

② 安作璋、王志民：《齐鲁文化通史·秦汉卷》，中华书局2004年版，第132页。

肥城东南)。[1] 历7王（济北惠王刘寿、济北节王刘登、济北哀王刘多、济北厘王刘安国、济北孝王刘次、济北王刘鸾、济北王刘政)，建安十一年，封国被废。

东汉在齐鲁之地亦分封了鲁国、城阳国、平原国、济阴国，但封废无常，存国较短。

在两汉时期，伴随着专制主义中央集权的建立与强化，郡县制的发展成为主流，但在齐鲁之地，封国林立，这种特殊的政区格局为齐鲁文化的传承与创新提供了有利的条件。

齐鲁之地在当时是全国经济发达的地区之一，司马迁在《史记·齐太公世家》中提到:“吾适齐，自泰山属之琅邪，北被于海，膏壤二千里，其民阔达多匿知，其天性也。以太公之圣，建国本，桓公之盛，修善政，以为诸侯会盟，称伯，不亦宜乎？洋洋哉，固大国之风也!”[2] 齐地地域广阔，表里山河，矿产资源丰富，农业、盐铁业、纺织业、商业发达，“汉武帝实行盐铁专营，在产盐区设置盐官管理盐业生产，当时全国计有盐官35处，其中齐地就有盐官11处。齐地冶铁业兴盛，汉初齐国采矿鼓铸，传世的封泥有‘齐铁官印’、‘齐铁官长’、‘齐铁官丞’、‘临淄铁丞’、‘临淄采铁’等，反映了当地官营采矿冶铁业的盛况。实行盐铁专营后，全国共设铁官48处，

---

① 安作璋、王志民:《齐鲁文化通史·秦汉卷》，中华书局2004年版，第133页。

② （西汉）司马迁:《史记》卷三二，中华书局1959年版，第1513页。

齐地就有9处。”[①]临淄成为当时最富庶的城市，“偃方幸用事，因言：‘齐临淄十万户，市租千金，人众殷富，巨于长安，非天子亲弟爱子不得王此。’”[②]临淄城内一天的商业税收入就达千斤黄金。鲁地处于平原地区，农业发达，《汉书·地理志》：“地狭民众，颇有桑麻之业，亡林泽之饶。”[③]齐鲁之地经济的发达为齐鲁诸国思想文化的发展奠定了基础。

在特殊的政区格局之下，以及发达的经济条件下，齐鲁文化在两汉时期的发展经历了西汉初、西汉中后期、东汉三个阶段。在这一时期，齐鲁文化由地域文化转变为主流文化，在这种转变中，齐鲁封国成为了齐鲁文化发展的重要阵地，封国“诸子”们成为传承与创新齐鲁文化的重要主体。

西汉初年，齐鲁文化首次从齐鲁一隅走向整个汉帝国。一种思想的崛起，离不开这个国家当时的社会、政治、经济土壤，汉兴，社会经济遭到严重破坏，“天下既定，民亡盖藏，自天子不能具醇驷，而将相或乘牛车”[④]。如何恢复发展残破的社会经济，成为“布衣将相”们需要解决的首要问题。齐鲁封国“诸子”们积极辅助“布衣将相”们恢复发展经济。齐相平阳侯曹参遍询齐国各家“诸子”，黄老家胶西盖公向他提出了

---

① 安作璋、王志民：《齐鲁文化通史·秦汉卷》，中华书局2004年版，第2页。

② （东汉）班固：《汉书》卷三八，中华书局1962年版，第2000页。

③ （东汉）班固：《汉书》卷二八下，第1663页。

④ （东汉）班固：《汉书》卷二四上，第1127页。

“治道贵清静而民自定”的治国思想。曹参以此治理齐国，无为而治，轻徭薄赋，齐国经济迅速恢复发展起来。汉惠帝二年（前193年），萧何去世，曹参继任汉相，黄老思想由齐国一地推广至汉帝国的全境，成为国家统治思想，但这种思想的影响仅限于统治阶级的上层，并且重于“术”而哲理化、系统化不足，难以称之为主流思想。伴随着社会经济的恢复与发展，西汉皇朝出现了很多新的问题，如匈奴入侵，诸侯王问题，豪强问题，黄老思想始终不能解决这些问题，这些问题只有留给儒家思想来解决。

在西汉中后期，“罢黜百家，独尊儒术”，齐鲁文化真正实现了主流化。汉初，叔孙通、申公、辕固生、伏生、高堂生、胡母生、田生等齐鲁封国“诸子”们努力传承与改造传统儒学来迎合统治者的需求，开启了儒学与政治结合的序幕。董仲舒从理论上完成了“新儒学”的构建，他以传统儒家作为框架，博采阴阳五行、道、法、名、墨等诸家之长，构筑起了一个富有系统性、哲理性的“新儒学”体系。董仲舒的学说获得了汉武帝的青睐，汉武帝宣布“罢黜百家，独尊儒术”，齐鲁文化逐步成为主流文化。

在“罢黜百家，独尊儒术”之下，经学成为选官的重要标准，察举制度经学化，在公孙弘的推动下，又创立了博士弟子制度，在“利禄之路”的劝导下，儒学为社会各个阶层所接受，成为了名副其实的主流思想。在此背景下，齐鲁封国“诸子”仕宦者颇多，《汉书 · 地理志》：“汉兴以来，鲁东海多至卿相。”① 这些仕宦的齐鲁封国“诸子”们成为了在各地推广齐鲁文化的重要主体。

西汉末年，属于鲁文化范畴的古文经兴起，动摇了属于齐文化范畴的今文经的统治地位，揭开了今古文之间200余年的斗争。今文经在解释经典时注重“微言大义”，颇具创新性，强调迎合时政，断章取义，注重阴阳灾异，天人感应，逐步神学化与庸俗化。古文经尊重原始经典，注重音韵训诂，学术性较强。双方的斗争既是学术文化的斗争又是利禄之争，为齐鲁文化的发展提供了新的动力。

东汉中后期，今文经、古文经逐步统一。今文经学因脱离原始经典逐步走向衰落，今文经大师何休力图重振今文经学，将“微言大义”发挥到了极致，使得公羊学理论更加系统化，但依然不能挽救今文经学衰落的命运。古文经大师郑玄打破师法、家法藩篱，以注解群经的方式统一今古文经，经学统一后，齐鲁文化的地域性消失，成为中华传统文化的主干。

东汉末年，军阀割据，政治黑暗，皇权衰落，齐鲁封国“诸子”们，如仲长统、徐干等，迎合道法复兴的思想潮流，批判汉末政治与风俗，提出改革纲领，力图为挽救东汉皇朝的崩溃做出最后的努力，他们的思想对后世产生了深远影响，促进了汉末魏晋时期经学到玄学的转变。

① （东汉）班固：《汉书》卷二八下，第1663页。

曹　参

《中论·亡国》："昔齐宣王立稷下之官，设大夫之号，招致贤人而尊崇之，自孟轲之徒皆游于齐。"[①] 齐桓公田午创建稷下学宫，齐威王时期，经过改革，齐国国力大增，稷下学宫不断发展。齐宣王时期，齐国国力达到鼎盛，稷下学宫也迎来了它的辉煌时刻，"宣王喜文学游说之士，自如驺衍、淳于髡、田骈、接予、慎到、环渊之徒七十六人，皆赐列第，为上大夫，不治而议论。是以齐稷下学士复盛，且数百千人"[②]。稷下学宫集合了战国诸子百家，其中的黄老学派则是根植于齐国的学派，"黄老之术，值得我们注意的，事实上是培植于齐，发育于齐，而昌盛于齐的"[③]。田齐追溯黄帝为始祖，兼采老子学说，形成了黄老之学。彭蒙、慎到、环渊、田骈、季真、接子为稷下黄老学派的重要代表人物。至于黄老之学的内容，则是糅合了阴阳家、儒家、墨家、名家、法家而成，司马谈在《论

---

① 孙启治：《中论解诂》，中华书局 2014 年版，第 341 页。

② （西汉）司马迁：《史记》卷四六，第 1895 页。

③ 郭沫若：《十批评书》，东方出版社 1996 年版，第 157 页。

六家要旨》中指出："道家使人精神专一，动合无形，赡足万物。其为术也，因阴阳之大顺，采儒墨之善，撮名法之要，与时迁移，应物变化，立俗施事，无所不宜，指约而易操，事少而功多。"① 其学说以"虚无"为根本，以"因循"为手段，"道家无为，又曰无不为，其实易行，其辞难知。其术以虚无为本，以因循为用。无成势，无常形，故能究万物之情。不为物先，不为物后，故能为万物主。有法无法，因时为业；有度无度，因物与合。故曰'圣人不朽，时变是守。虚者道之常也，因者君之纲'也。"②

秦统一六国之后，虽然力崇法家，黄老之学对其治国思想还是产生了一些影响，"今皇帝并一海内，以为郡县，天下和平。昭明宗庙，体道行德，尊号大成"③，但总的来看难以对秦代政治产生较大的影响，只有黄老道家中的神仙方士一派得到了秦始皇的重视。秦始皇"焚书坑儒"之后，"非博士官所职，天下敢有藏《诗》《书》、百家语者，悉诣守、尉杂烧之。有敢偶语《诗》《书》者弃市。以古非今者族。吏见知不举者与同罪。令下三十日不烧，黥为城旦。所不去者，医药卜筮种树之书。若欲有学法令，以吏为师。"④ 虽然儒家是其主要的打击对象，黄老之学亦受牵连，在秦皇朝历史中再难以见到黄老

① （西汉）司马迁：《史记》卷一三〇，第 3289 页。
② （西汉）司马迁：《史记》卷一三〇，第 3292 页。
③ （西汉）司马迁：《史记》卷六，第 247 页。
④ （西汉）司马迁：《史记》卷六，第 255 页。

之学的记载。

西汉建立后，宽松的政治社会环境促进了思想文化的发展，“三月甲子，皇帝冠，赦天下。省法令妨吏民者；除挟书律。”[①]汉初实行郡国并行制，“汉兴之初，海内新定，同姓寡少，惩戒亡秦孤立之败，于是剖裂疆土，立二等之爵。功臣侯者百有余邑，尊王子弟，大启九国。自雁门以东，尽辽阳，为燕、代。常山以南，太行左转，渡河、济，渐于海，为齐、赵。谷、泗以往，奄有龟、蒙，为梁、楚。东带江、湖，薄会稽，为荆吴。北界淮濒，略庐、衡，为淮南。波汉之阳，亘九嶷，为长沙。诸侯比境，周匝三垂，外接胡越。天子自有三河、东郡、颍川、南阳，自江陵以西至巴蜀，北自云中至陇西，与京师内史凡十五郡，公主、列侯颇邑其中。”[②]齐国、燕国、赵国、吴国、楚国、淮南国均是连城数十，人口百万的大国，它们按照中央官制建立起了王国官制，吸引了一大批知识分子为其服务。被秦皇朝打压的诸子百家又活跃了起来，战国“百家争鸣”之局再次呈现，黄老之学的发展尤其引人注目，根据《汉书·艺文志》的记载，黄老家之著作有《黄帝君臣》《黄帝铭》《黄帝四经》《力牧》《杂黄帝》《曹羽》《臣君子》《楚子》《捷子》《道家言》《孙子》等。

曹参是沛县（江苏沛县）人，并非齐鲁之人，其封国平

---

① （东汉）班固：《汉书》卷二，第 90 页。
② （东汉）班固：《汉书》卷一四，第 393—394 页。

阳（今山西临汾）亦不在齐鲁之地，但他与齐鲁文化结下了不解之缘，他是首次使齐鲁文化成为统治思想的关键人物。曹参在秦时担任沛县狱掾，为县中“豪吏”，是丰沛起义的关键人物，成为刘邦丰沛集团的核心成员。

韩信井陉一战一举攻灭赵国，又挥师东进，进攻齐国，刘邦命左丞相曹参率部归属韩信，成为韩信平定齐国的副手。曹参在历下击败齐国的驻军，又率部奔袭齐都临淄。继而攻破了济北郡，收降了漯阴、著、平原、卢、鬲等城。又在潍水之战中斩杀援救齐国的龙且，俘虏龙且亚将周兰，齐将田既，齐相田光，代理相许章，共平定齐国70余县。后齐王韩信率主力参加垓下之战，而曹参留下继续镇压齐国的反抗势力。在刘邦阵营中，除了韩信、韩王信、英布、彭越等独当一面的将领外，军功最多的要属曹参，统一天下之后，讨论封授列侯的位次顺序时，全部将领均举其为第一，尽管刘邦强行违背群臣之意思，将萧何定为第一，曹参第二，但其功勋已经获得了所有将领的认可，“列侯毕已受封，及奏位次，皆曰：‘平阳侯曹参身被七十创，攻城略地，功最多，宜第一。’上已桡功臣，多封萧何，至位次未有以复难之，然心欲何第一。关内侯鄂君进曰：‘群臣议皆误。夫曹参虽有野战略地之功，此特一时之事。夫上与楚相距五岁，常失军亡众，逃身遁者数矣。然萧何常从关中遣军补其处，非上所诏令召，而数万众会上之乏绝者数矣。夫汉与楚相守荥阳数年，军无见粮，萧何转漕关中，给食不乏。陛下虽数亡山东，萧何常全关中以待陛下，此万世之功也。今虽亡曹参等百数，何缺于汉？汉得之不必待以全。奈何欲以一旦之功而加万世之功哉！萧何第一，曹参次之。’高祖曰：‘善。’于是乃令萧何第一，赐带剑履上殿，入朝不趋。”①

汉皇朝建立后，坐拥重兵的齐王韩信成为刘邦重要的防范对象。齐国富庶，“齐临淄十万户，市租千金，人众殷富，巨于长安”②。他绝不能容忍“战必胜，攻必取”的韩信占据如此险要富庶的齐国，便将其徙封为楚王，置其于四战贫瘠之地。刘邦封长子刘肥为齐王，“王七十余城，民能齐言者皆属齐”③，成为刘邦控制关东的重要封国。刘邦任命熟悉齐国事务的曹参为相国，辅佐刘肥治理齐国。高祖六年（前 201 年），刘邦正式封其为平阳侯，食 10630 户。

汉帝国建立之后，平阳侯曹参继续镇压各地的分裂势力，维护皇朝的统一，曹参虽然身为齐相，依然无限忠诚于刘邦。阳夏侯赵相陈豨举兵反汉，联结韩王信、匈奴骑兵，攻略北部边郡，曹参亲自率齐军主力参与平叛，击败陈豨大将张春。淮南王英布起兵，曹参率领齐国 12 万步骑攻击英布主力，攻克蕲、相、竹邑、留、萧五城。

“很少有人把将黄老思想与黄老政治从齐国一隅推向全国的关键人物曹参视为一流政治家，更多的人将他看作刘邦那个布衣将相群中的一介武夫。其实，曹参不仅是一位智勇兼备的

---

① （西汉）司马迁：《史记》卷五三，第 2016 页。

② （西汉）司马迁：《史记》卷五二，第 2008 页。

③ （西汉）司马迁：《史记》卷八，第 384 页。

统帅，更是一位大智若愚的大政治家。他在汉初政坛上的地位和作用是别人无法替代的。"[①] 平阳侯曹参不仅为沙场猛将，斩将搴旗，攻无不克，在天下统一之后，亦创设了自己独特的治国之道。齐国70余城，为关东诸侯之旗帜，以什么思想来治理齐国，这是曹参面临的首要问题。曹参"重质少文"，于是将齐国各家"诸子"召集到临淄，百余名"诸子"都发表了自己的治国思想，"问所以安集百姓。而齐故诸儒以百数，言人人殊，参未知所定。闻胶西有盖公，善治黄老言，使人厚币请之。既见盖公，盖公为言治道贵清静而民自定，推此类具言之。参于是避正堂，舍盖公焉。其治要用黄老术，故相齐九年，齐国安集，大称贤相"[②]。黄老"诸子"胶西盖公根据黄老家的"虚无"观念提出了与民休息、清静无为的治民思想，既易于执行与操作，又有利于恢复发展齐国残破的社会经济，曹参最终选择了黄老思想。曹参"因循"齐国民意，推行薄赋轻徭、节俭省刑的政策，使各行各业自由发展，百姓安居乐业，黄老思想在齐国取得了极大的成功。

萧何死后，按照资历、功勋，曹参必然成为汉相的首要人选。曹参听说萧何去世，命侍从整理行囊，准备西入长安为相，"萧何薨，参闻之，告舍人趣治行，'吾且入相。'居无何，使者果召参。参去，属其后相曰：'以齐狱市为寄，慎勿

---

① 孟祥才：《曹参治齐与汉初统治思想与统治政策的选择》，《管子学刊》1998年第4期。

② （东汉）班固：《汉书》卷三九，第2018页。

扰也。’后相曰：‘治无大于此者乎？’参曰：‘不然。夫狱市者，所以并容也，今君扰之，奸人安所容乎？吾是以先之。’”① 傅宽接替曹参担任齐相，曹参临行之前嘱托傅宽要继续以黄老思想治理齐国，维持齐国的繁荣，特别强调“以齐狱市为寄”，切务扰乱齐国的狱讼与市集，孟康曰：“夫狱市者，兼受善恶，若穷极奸人，奸人无所容窜，久且为乱。秦人极刑而天下叛，孝武峻法而狱繁，此其效也。”② 二者直接关系到齐国的治乱。

曹参成为汉相之后，黄老无为思想成汉皇朝的指导思想，他躬行实践，无为而治，遵照萧何所制定的各项制度法规，尽最大可能地减少政府的职能，避免政府过多干扰社会经济的发展，最大限度地保持汉皇朝政策的稳定性，促进社会经济的稳定持续发展。在用人上，他推行长者治理模式，任命“谨厚长者”担任丞相府官吏，督促他们奉公尽职而已，至于那些用法苛酷，欲图有所作为的人一概不用。曹参在丞相府中终日饮酒，并不追究醉酒属吏扰乱丞相府秩序的责任，反而与他们相对饮酒，歌呼相应，“参代何为相国，举事无所变更，一遵何之约束。择郡国吏长大，讷于文辞，谨厚长者，即召除为丞相史。吏言文刻深，欲务声名，辄斥去之。日夜饮酒。卿大夫以下吏及宾客见参不事事，来者皆欲有言。至者，参辄饮以醇酒，度之欲有言，复饮酒，醉而后去，终莫得开说，以为常。

① （东汉）班固：《汉书》卷三九，第 2018 页。
② （东汉）班固：《汉书》卷三九，第 2019 页。

相舍后园近吏舍，吏舍日饮歌呼。从吏患之，无如何，乃请参游后园。闻吏醉歌呼，从吏幸相国召按之。乃反取酒张坐饮，大歌呼与相和”①。

曹参之子曹窋担任惠帝中大夫，惠帝认为曹参是轻视自己年少，嘱托曹窋试探其父为何终日饮酒，少有奏事，“汝归，试私从容问乃父曰：‘高帝新弃群臣，帝富于春秋，君为相国，日饮，无所请事，何以忧天下？’然无言吾告汝也。”② 曹窋归家之后试探其父，曹参怒笞曹窋二百，曰：“趣入侍，天下事非乃所当言也。”③ 上朝时，曹参亲自向惠帝道歉，解除惠帝的猜疑：

> 参免冠谢曰：“陛下自察圣武孰与高皇帝？”上曰：“朕乃安敢望先帝！”参曰：“陛下观参孰与萧何贤？”上曰：“君似不及也。”参曰：“陛下言之是也。且高皇帝与萧何定天下，法令既明具，陛下垂拱，参等守职，遵而勿失，不亦可乎？”惠帝曰：“善。君休矣！”④

曹参崛起于微末，做过秦皇朝的基层官吏，他深感秦“法治”政策的弊端，过重的兵役、徭役负担，严苛的法令导

---

① （东汉）班固：《汉书》卷三九，第 2019—2020 页。
② （东汉）班固：《汉书》卷三九，第 2020 页。
③ （东汉）班固：《汉书》卷三九，第 2020 页。
④ （东汉）班固：《汉书》卷三九，第 2020 页。

致百姓揭竿而起。经过秦末农民起义、楚汉战争，汉初的社会经济达到了崩溃的边缘，“汉兴，接秦之敝，诸侯并起，民失作业，而大饥馑。凡米石五千，人相食，死者过半。高祖乃令民得卖子，就食蜀汉。天下既定，民亡盖藏，自天子不能具醇驷，而将相或乘牛车”①。出于对秦“法治”政策的反省，以及对汉初社会现实的考虑，曹参力行“无为”，但并非放弃政府职能，而是在继承高祖与萧何所定制度政策的前提下，尽量减少政府干预，以便快速恢复与发展社会经济，“约法省禁，轻田租，什五而税一，量吏禄，度官用，以赋于民。而山川园池市肆租税之入，自天子以至封君汤沐邑，皆各为私奉养，不领于天子之经费。漕转关东粟以给中都官，岁不过数十万石。孝惠、高后之间，衣食滋殖”②。曹参任相国三年，推行休养生息，在百姓中具有极高的威望，民谚道：“萧何为法，讲若画一；曹参代之，守而勿失。载其清靖，民以宁壹。”③惠帝以其生前的功勋，谥其为平阳懿侯。

曹参之后，一个强大的黄老集团开始崛起，他们在黄老思想的指导下，坚持推行“与民休息”的国策，为“文景之治”的出现做出了重要的贡献。“历史上，政策的制定和选择虽然受到社会大环境的制约，因而具备其必然性，但是，它又反映选择者的经历、教养、气质和品格，因而又带有一定的偶

① （东汉）班固：《汉书》卷二四上，第1127页。

② （东汉）班固：《汉书》卷二四上，第1127页。

③ （东汉）班固：《汉书》卷三九，第2021页。

然性。”[①] 曹参将黄老思想提高到了统治思想的地位，他虽然在黄老理论上没有任何的创新，亦没有什么著作传世，但他善于选择统治思想，从实用层面上将黄老之学与政治相结合，无为而治，与民休息，轻徭薄赋，约法省禁，符合百姓愿望，使社会经济得到了迅速的恢复与发展，拉开了“文景之治”的序幕。司马迁赞美曹参的功勋：“曹相国参攻城野战之功所以能多若此者，以与淮阴侯俱。及信已灭，而列侯成功，唯独参擅其名。参为汉相国，清静极言合道。然百姓离秦之酷后，参与休息无为，故天下俱称其美矣。”[②] 后世往往萧曹并称，他们成为汉皇朝功臣的典范，成为汉皇朝的标志，每当平阳侯国被废除，两汉后世皇帝都要对其绍封。哀帝绍封曹本始为平阳侯，王莽篡位之后，平阳侯国被废。东汉皇朝建立后，刘秀绍封曹本始为平阳侯，后国除。章帝又于建初二年（77 年）绍封曹湛为容城侯，后又国除。和帝又于永初三年（109 年）下诏大鸿胪，“高祖功臣，萧、曹为首，有传世不绝之义。曹相国后容成侯无嗣。朕望长陵东门，见二臣之垅，循其远节，每有感焉。忠义获宠，古今所同。可遣使者以中牢祠，大鸿胪求近亲宜为嗣者，须景风绍封，以章厥功”[③]。哪怕是到了汉末三国时期，曹操、曹丕依然以汉相曹参之后自称，以论证其专

---

① 安作璋、王志民：《齐鲁文化通史 · 秦汉卷》，中华书局 2004 年版，第 119 页。

② （西汉）司马迁：《史记》卷五四，第 2031 页。

③ （南朝宋）范晔：《后汉书》卷 4，中华书局 1965 年版，第 172 页。

权的合法性，“太祖武皇帝，沛国谯人也，姓曹，讳操，字孟德，汉相国参之后”①。王沈《魏书》曰：“其先出于黄帝。当高阳世，陆终之子曰安，是为曹姓。周武王克殷，存先世之后，封曹侠于邾。春秋之世，与于盟会，逮至战国，为楚所灭。子孙分流，或家于沛。汉高祖之起，曹参以功封平阳侯，世袭爵土，绝而复绍，至今适嗣国于容城。”② 其封国一直存续到曹魏末年。

---

① （晋）陈寿：《三国志·魏书·武帝纪》，中华书局 1959 年版，第 1 页。

② （晋）陈寿：《三国志·魏书·武帝纪》，第 1 页。

叔 孙 通

叔孙通，薛县人，晋灼曰："《楚汉春秋》名何。"① 薛县，现今山东滕州，颜师古曰："薛，县名，属鲁国。"② 叔孙通为孔子后裔孔鲋的弟子，是秦末汉初齐鲁文化的重要代表人物，他以实际行动力促政治与儒学的结合，为齐鲁文化的传承与创新做出了重要的贡献，为齐鲁文化的主流化迈出了十分重要的一步。

秦始皇的"焚书坑儒"烧毁了大量的先秦文化典籍，儒学成为被打击的主要对象，不过百年的时间，儒学却一跃成为了独尊的官方思想，发展之迅速，与汉初"诸子"是分不开的。"从秦代尚法到汉初重'黄老之术'，再到汉中期儒学独尊，既是时势使然，也与汉儒对儒学的适时改良分不开。"③"焚书坑儒"标志着注重人文理性的旧儒学的失败，一

---

① （东汉）班固：《汉书》卷四三，第 2124 页。

② （东汉）班固：《汉书》卷四三，第 2124 页。

③ 陈乾康：《叔孙通与汉初儒学的复兴和改良》，《文史杂志》1997 年第 2 期。

味地“法先王”是行不通了，儒学必须要改弦更张，与专制政权相结合，才能生存并发展下去。首先创新旧儒学，使儒学与政治结合的人物就是叔孙通。

叔孙通以精于“文学”而被秦二世任命为“待诏博士”。“待诏博士”，《汉书·百官公卿表》解释为“掌通古今”，议论政事，为顾问之职。二世元年（前209年）七月，陈胜、吴广发动大泽乡起义，一路势如破竹，天下云集响应，消息传来，“二世召博士诸儒生问曰：‘楚戍卒攻蕲入陈，于公何如？’博士诸生三十余人前曰：‘人臣无将，将则反，罪死无赦。愿陛下急发兵击之。’二世怒，作色。通前曰：‘诸生言皆非。夫天下为一家，毁郡县城，铄其兵，视天下弗复用。且明主在上，法令具于下，吏人人奉职，四方辐辏，安有反者！此特群盗鼠窃狗盗，何足置齿牙间哉？郡守尉今捕诛，何足忧？’二世喜，尽问诸生，诸生或言反，或言盗。于是二世令御史按诸生言反者下吏，非所宜言。诸生言盗者皆罢之。乃赐通帛二十匹，衣一袭，拜为博士。通已出，反舍，诸生曰：‘生何言之谀也？’通曰：‘公不知，我几不免虎口！’乃亡去之薛，薛已降楚矣。”① 据实直言的博士们触怒秦二世，均被罢免，“权变”的叔孙通却将此次起义描述成了仅仅是“鼠窃狗盗”，再对秦二世进行了一番歌功颂德，获得了二世的欢心，被升官、赐帛。清代大儒洪亮吉在《历朝史案》中说道：“秦之亡，亡于

---

① （东汉）班固：《汉书》卷四三，第2124页。

赵高，实亡于叔孙通之一言。”[①] 他过于夸大了叔孙通的政治影响，在秦皇朝分崩离析的前夜，叔孙通的“阿世”“面谀”难以对当时的政治军事产生什么实际的影响。叔孙通不愿为腐朽衰败的秦皇朝殉葬，寻找时机逃出咸阳，相继投靠了项梁、楚怀王、项羽、刘邦，“及项梁之薛，通从之。败定陶，从怀王。怀王为义帝，徙长沙，通留事项王。汉二年，汉王从五诸侯入彭城，通降汉王”[②]。

叔孙通认识到要复兴儒学，使士人们崇习儒学，必须要凭借政治权力的支持，否则将一事无成。儒家思想强调道义重于君权，细化到君臣关系上，应当是以道义为约束，互相尊重，强调臣子在君主面前保持独立人格，子曰：“吾以子为异之问，曾由与求之问。所谓大臣者，以道事君，不可则止。今由与求也，可谓具臣矣。”[③] 定公问：“君使臣，臣事君，如之何？”孔子对曰：“君使臣以礼，臣事君以忠。”[④] 萧公权认为：“由此可见孔子之治术倾向于扩大教化之效用，缩小政刑之范围。其对道德的态度至为积极，而对政治之态度殆略近于消极。”[⑤] 孟子对于君臣关系的认识继承了孔子的“对等”思想，甚至更加激进，他认为假如君主不尊重臣下的人格，则臣下对

① （清）洪亮吉：《历朝史案》，巴蜀书社 1992 年版，第 97 页。
② （东汉）班固：《汉书》卷四三，第 2125 页。
③ 程树德：《论语集释》，中华书局 1990 年版，第 792 页。
④ 程树德：《论语集释》，第 197 页。
⑤ 萧公权：《中国政治思想史》，辽宁教育出版社 1998 年版，第 63 页。

于君主可以不合作，不服从，甚至可以抗争，“君之视臣如手足，则臣视君如腹心；君之视臣如犬马，则臣视君如国人；君之视臣如土芥，则臣视君如寇仇”①。“有事君人者，事是君则为容悦者也。有安社稷臣者，以安社稷为悦者也。有天民者，达可行于天下而后行之者也。有大人者，正己而物正者也。”②先秦儒家所主张的是一种开明对等的君臣关系。叔孙通对传统儒家思想进行扬弃，改变道重于君、民贵君轻的儒家政治原则，而强调儒家道德观念的政治化，士人对于政治权力的依附性。

彭城之战后，叔孙通归顺刘邦，他善于揣摩刘邦的心思，极力迎合，刘邦厌恶儒服、儒冠，他便脱去儒冠、儒服，穿上刘邦喜好的楚制短衣，“通儒服，汉王憎之，乃变其服，服短衣，楚制”③。叔孙通深知此时的刘邦需要的是斩将搴旗、冲锋陷阵的武将，置门生子弟而不顾，多向刘邦推荐武士，“通之降汉，从弟子百余人，然无所进，专言诸故群盗壮士进之。”④他的弟子们愤愤不平地说：“事先生数年，幸得从降汉，今不进臣等，专言大猾，何也?”⑤叔孙通劝他们务必耐心等待：“汉王方蒙矢石争天下，诸生宁能斗乎？故先言斩将搴旗之士。诸

---

① （清）焦循：《孟子正义》，中华书局 1987 年版，第 546 页。

② （清）焦循：《孟子正义》，第 903—904 页。

③ （东汉）班固：《汉书》卷四三，第 2125 页。

④ （东汉）班固：《汉书》卷四三，第 2125 页。

⑤ （东汉）班固：《汉书》卷四三，第 2125 页。

生且待我，我不忘矣。”① 叔孙通的努力终于获得了刘邦的赏识，在汉王廷站稳了脚跟，“汉王拜通为博士，号稷嗣君”②，为他在汉初进一步参与西汉政治制度、思想文化的建设打下了坚实的基础。

公元前 202 年，垓下之战后，叔孙通终于可以一展所长，他制定了刘邦称帝时的尊号与仪式，“汉王已并天下，诸侯共尊为皇帝于定陶，通就其仪号”③。西汉开国将相除了萧何、韩王信、张良等之外，皆起自布衣，他们虽雄武豪迈，但“重质少文”，轻于文教，不屑于儒家的繁文缛节，“高帝悉去秦仪法，为简易。群臣饮争功，醉或妄呼，拔剑击柱，上患之。通知上益厌之，说上曰：‘夫儒者难与进取，可与守成。臣愿征鲁诸生，与臣弟子共起朝仪。’高帝曰：‘得无难乎？’通曰：‘五帝异乐，三王不同礼。礼者，因时世人情为之节文者也。故夏、殷、周礼所因损益可知者，谓不相复也。臣愿颇采古礼与秦仪杂就之。’上曰：‘可试为之，令易知，度吾所能行为之。’”④ 若要稳固统治，必须要重建封建等级秩序，而重建封建等级秩序的第一步就是要重建君臣礼制。叔孙通再一次抓住契机，向刘邦建议与弟子们以及鲁国诸生们制定一套新的朝仪，以彰显刘邦的天子权威。于是叔孙通亲自到鲁地挑选了

① （东汉）班固：《汉书》卷四三，第 2125 页。
② （东汉）班固：《汉书》卷四三，第 2125 页。
③ （东汉）班固：《汉书》卷四三，第 2126 页。
④ （东汉）班固：《汉书》卷四三，第 2126 页。

30多位通礼的儒生，但两个儒生对其颇加讥讽，认为百年修德才能兴礼乐，叔孙通此举不过是面谀君上之举，叔孙通则嘲笑他们不通时变，难成大事，“鲁有两生不肯行，曰：‘公所事者且十主，皆面谀亲贵。今天下初定，死者未葬，伤者未起，又欲起礼乐。礼乐所由起，百年积德而后可兴也。吾不忍为公所为。公所为不合古，吾不行。公往矣，毋污我！’通笑曰：‘若真鄙儒，不知时变。’”①

叔孙通与百余名弟子、30多位鲁地儒生考察先秦儒家古礼，与秦朝仪相结合，并考虑到汉初特殊的政治形势，创新性地制定出了新的朝仪，并不断演练，获得了刘邦的认可，命令大臣们加以演练，决定在十月朝贺中正式施行，“遂与所征三十人西，及上左右为学者与其弟子百余人为绵蕞野外。习之月余，通曰：‘上可试观。’上使行礼，曰：‘吾能为此。’乃令群臣习肄，会十月。”②

高帝七年（前200年）十月，长乐宫建成，诸侯群臣朝贺刘邦时，正式施行新朝仪，“汉七年，长乐宫成，诸侯群臣朝十月。仪：先平明，谒者治礼，引以次入殿门，廷中陈车骑戍卒卫官，设兵，张旗志。传曰‘趋’。殿下郎中侠陛，陛数百人。功臣列侯诸将军军吏以次陈西方，东乡；文官丞相以下陈东方，西乡。大行设九宾，胪句传。于是皇帝辇出房，百官执

---

① （东汉）班固：《汉书》卷四三，第2126—2127页。

② （东汉）班固：《汉书》卷四三，第2127页。

戟传警，引诸侯王以下至吏六百石以次奉贺。自诸侯王以下莫不震恐肃敬。至礼毕，尽伏，置法酒。诸侍坐殿上皆伏抑首，以尊卑次起上寿。觞九行，谒者言‘罢酒’。御史执法举不如仪者辄引去。竟朝置酒，无敢欢哗失礼者。”① 叔孙通制定的朝仪，具有极强的可操作性，彰显君臣之别，突出专制皇权，刘邦不禁感叹：“吾乃今日知为皇帝之贵也。”② 于是“拜通为奉常，赐金五百斤”③，掌管国家祭祀礼仪，位列九卿之首，叔孙通多年的隐忍与努力终于有了回报。叔孙通乘机向刘邦推荐跟随自己多年的弟子，践行了自己当年的诺言，“通因进曰：‘诸弟子儒生随臣久矣，与共为仪，愿陛下官之。’高帝悉以为郎。通出，皆以五百金赐诸生。诸生乃喜曰：‘叔孙生圣人，知当世务。’”④ 虽然这百余名儒生在整个官僚群体中所占比例非常微小，但他们一旦进入“布衣朝廷”中，便成为传播儒家思想的重要媒介。

为改造传统儒家，叔孙通纳法入礼，根据朝仪的规定，若发现有人不依朝仪行礼，负责“执法”的御史便将其驱逐。他将礼仪与律令相结合，“所撰礼仪，与律令同录，藏于理官”⑤。在实践层面上，将儒家思想与政治结合起来，为最高统

---

① （东汉）班固：《汉书》卷四三，第 2127—2128 页。
② （东汉）班固：《汉书》卷四三，第 2128 页。
③ （东汉）班固：《汉书》卷四三，第 2128 页。
④ （东汉）班固：《汉书》卷四三，第 2129 页。
⑤ （东汉）班固：《汉书》卷二二，第 1035 页。

治者服务。天下统一后，以叔孙通为首的儒生们具有了武将所不具备的政治服务功能，刘邦因此对儒学的态度发生了极大的改变。高帝十二年，刘邦平定淮南王英布之后，回师长安，路过鲁地，“过鲁，以太牢祠孔子”①，成为中国古代历代皇朝中第一个以太牢之礼祭祀孔子的帝王。

高帝九年，叔孙通担任太子太傅，负责教导太子刘盈，但他很快便被卷入到了太子之争中。刘邦称帝后，戚夫人得宠，喜欢赵王刘如意，“如意类我”，嫌弃太子刘盈过于“仁弱”，便动了更换太子的心思。叔孙通明白此时的刘邦已经进入到了暮年，身为太子太傅，太子刘盈关系到自己未来的政治前途，太子一旦被废，其政治生命也宣告结束。加之，太子的废立是关系到汉皇朝稳定的头等大事，他一改往日逢迎高帝的态度，极力劝谏：“昔者晋献公以骊姬故，废太子，立奚齐，晋国乱者数十年，为天下笑。秦以不早定扶苏，胡亥诈立，自使灭祀，此陛下所亲见。今太子仁孝，天下皆闻之；吕后与陛下攻苦食啖，其可背哉！陛下必欲废嫡而立少，臣愿先伏诛，以颈血污地。”②加之群臣的反对，刘盈的太子之位终得保全，维护了汉初统一安定的大局，进而实现了皇权的顺利过渡。

惠帝即位后，陵寝仪法制度缺失，“先帝园陵寝庙，群臣莫习”③，叔孙通再次担任奉常，期间，制定了汉皇朝的宗庙仪

① （东汉）班固：《汉书》卷一下，第76页。
② （东汉）班固：《汉书》卷四三，第2129页。
③ （东汉）班固：《汉书》卷四三，第2129页。

法以及其它法令礼仪，奠定了汉皇朝礼乐制度的基础。叔孙通不断以儒家思想影响惠帝，惠帝曾在未央宫与长乐宫之间修筑复道，经过高祖寝庙，叔孙通进谏惠帝，认为此复道与抬衣冠出游至高祖庙之路重合，为不孝之举，为增广孝行，同时不彰显惠帝之过，遂建议在渭水北岸再修建一座高祖庙，每月至此庙行衣冠礼，“惠帝为东朝长乐宫，及间往，数跸烦民，作复道，方筑武库南，通奏事，因请间，曰：‘陛下何自筑复道高帝寝，衣冠月出游高庙？子孙奈何乘宗庙道上行哉！’惠帝惧，曰：‘急坏之。’通曰：‘人主无过举。今已作，百姓皆知之矣。愿陛下为原庙渭北，衣冠月出游之，益广宗庙，大孝之本。’上乃诏有司立原庙”①。“惠帝常出游离宫，通曰：‘古者有春尝果，方今樱桃熟，可献，愿陛下出，因取樱桃献宗庙。’上许之。诸果献由此兴。”②惠帝在春天游览离宫时，叔孙通引用《礼记》“羞以含桃，先荐寝庙”③之义，建议惠帝将樱桃献于高庙，日后时节瓜果之献成为定制。叔孙通改变了传统儒学因循守旧的特点，注入了“明于时变”的因素，儒生彻底臣服于皇权，“从狭义上讲，是叔孙通将改造后的儒家礼制成功地运用于汉王朝的政治生活中；从广义上讲，则是开了学术和秩禄结合的先河”④。此后，儒学开始走向兴盛。

---

① （东汉）班固：《汉书》卷四三，第2129—2130页。

② （东汉）班固：《汉书》卷四三，第2131页。

③ 李学勤主编：《礼记正义》，北京大学出版社1999年版，第504页。

④ 王继训：《也评叔孙通其人其学》，《齐鲁学刊》1996年第5期

叔孙通在儒学理论上未能有所创新，亦未能完成复兴儒学的事业，但他使得儒学服务于皇权，儒学在汉初思想文化领域占据了一席之地，为日后的复兴铺平了道路，“叔孙通定礼仪，则文学彬彬稍进，《诗》《书》往往间出。”① 他所提倡的“明于时变”的创新精神，为董仲舒与公孙弘所继承。董仲舒用阴阳五行家、墨家、法家思想创新儒学，创建“新儒学”，终为汉武帝所独尊。公孙弘以《春秋》官至丞相，封平津侯，创立了博士弟子选官制度，以“利禄之路”促进儒学的推广，促进了文官集团的儒学化。武帝时期儒学独尊地位的确立，叔孙通功不可没，司马迁称赞：“叔孙通希世度务，制礼进退，与时变化，卒为汉家儒宗。”②

---

① （东汉）班固：《汉书》卷六二，第 2723 页。

② （西汉）司马迁：《史记》卷九九，第 2726 页。

申公、辕固生、伏生、高堂生、胡母生、田生

一、申　公

申公，即申培，鲁国人，年轻时与穆生、白生、楚元王刘交拜齐国人浮丘伯为师，学习《诗》，浮丘伯是荀子的学生。刘交受封楚王后，穆生、白生、申公被刘交任命为楚国中大夫。在刘交的支持下，申公在学术文化上取得了重要的突破，为《诗》做传，称为《鲁诗》。吕后时，刘交派儿子刘郢客与申公到长安跟随浮丘伯学习。文帝即位后，以申公为汉初《诗》之大儒，任命其为博士，后被免官，此时刘郢客嗣立为楚王，便跟随他回到了楚国，重新担任中大夫一职，教导太子刘戊。刘戊即位之后，对申公、穆生、白生颇具傲慢之色，不再礼敬，穆生大怒，称病辞官归鲁，申公、白生念及楚元王的恩情，依然留在楚国，“初，元王敬礼申公等，穆生不嗜酒，元王每置酒，常为穆生设醴。及王戊即位，常设，后忘设焉。穆生退曰：‘可以逝矣！醴酒不设，王之意怠，不去，楚人将

钳我于市。'称疾卧。申公、白生强起之曰:'独不念先王之德与?今王一旦失小礼,何足至此!'穆生曰:'《易》称知几其神乎!几者动之微,吉凶之先见者也。君子见几而作,不俟终日。先王之所以礼吾三人者,为道之存故也;今而忽之,是忘道也。忘道之人,胡可与久处!岂为区区之礼哉?'遂谢病去。申公、白生独留。"①

后来,刘戊因被景帝削除东海郡,与吴国密谋发动叛乱。申公、白生数次劝谏,被刘戊处以胥靡之刑,师古曰:"联系使相随而服役之,故谓之胥靡,犹今之役囚徒以锁联缀耳。"②申公最终回到鲁地,不再出仕,谢绝宾客,教授弟子,"弟子自远方至受业者千余人"③。其弟子兰陵王臧学成之后,侍奉景帝,担任太子少傅,后免官。武帝即位之后,魏其侯窦婴担任丞相,武安侯田蚡担任太尉,均喜欢儒术,重用儒生,在此背景下,王臧倍受重用,一年内官至郎中令。申公的另一弟子代郡赵绾担任御史大夫。王臧、赵绾欲图制礼作乐,建明堂,以兴太平,但他们难以明确明堂的形制以及礼仪,上书请求武帝派遣使者到鲁国以安车蒲轮迎接申公至长安,"绾、臧请立明堂以朝诸侯,不能就其事,乃言师申公。于是上使使束帛加璧,安车以蒲裹轮,驾驷迎申公,弟子二人乘轺传从"④。申公

① (东汉)班固:《汉书》卷三六,第1923页。
② (东汉)班固:《汉书》卷三六,第1924页。
③ (东汉)班固:《汉书》卷八八,第3608页。
④ (东汉)班固:《汉书》卷八八,第3608页。

此时已经 80 多岁了，到达长安后，武帝召见了他，请教他治国之道，而此时的申公依然秉持着传统儒生的独立人格，仅仅说了这么一句：“为治者不在多言，顾力行何如耳。”① 这无疑是向“多言”的汉武帝泼了一盆冷水，武帝也并未对他加以重用，仅任命其为太中大夫，讨论建立明堂事情。

经过汉初 60 年的发展，儒学已经逐步与政治相结合，颇得统治者青睐，王臧位列九卿，赵绾位列三公已是最好的明证。但此时黄老思想依然是汉皇朝的统治思想，以窦太后为核心的黄老集团依然强大。除了设立明堂之外，以赵绾、王臧为代表的儒家势力试图凭借已取得的政治权力进行一系列的政治改革，“令列侯就国”，打击旧势力；“除关”，解除与诸侯国之间的关禁；确立新的丧服制度；“举谪诸窦宗室无行者，除其属籍”②，打击窦氏外戚势力；并极力打击黄老道家势力，“务隆推儒术，贬道家言”③。建元二年（前 139 年），赵绾、王臧直接将矛头对准黄老集团的核心窦太后，“御史大夫赵绾请毋奏事东宫”④，试图剥夺窦太后的权力。窦太后停止了明堂建造，抓捕了赵绾、王臧，迫其自杀，申公受其牵连，以病而免官，又回到了鲁国，终老于家，儒家势力的发展暂时受到了遏制。虽然赵绾、王臧试图在中央确立儒家思想统治地位的努力失败

① （东汉）班固：《汉书》卷八八，第 3608 页。
② （东汉）班固：《汉书》卷五二，第 2379 页。
③ （东汉）班固：《汉书》卷五二，第 2379 页。
④ （东汉）班固：《汉书》卷五二，第 2379 页。

了，但申公致力于在鲁国教授弟子，传播儒家思想，有十余位弟子担任博士，较为著名的孔安国官至临淮太守，周霸官至胶西内史，夏宽官至城阳内史，鲁赐官至东海太守，缪生官至长沙内史，徐偃官至胶西中尉，阙门庆忌官至胶东内史。另外，担任大夫、郎、掌故等官职的弟子有数百人。他们或在中央或在地方担任重要的官职，教授门生，推行仁政，成为传播儒家思想的重要主体，成为齐鲁文化主流化的重要推动力。

二、辕固生

辕固生，齐国人，开齐《诗》一派，因精通《诗》被景帝任命为博士。此时，儒家势力崛起，而黄老思想依然占据统治地位，辕固生试图挑战黄老权威。在一次廷议中，与黄老学派的著名代表人物黄生围绕着"汤武受命"展开论争，黄生认为汤武是以下克上，有失臣道，并非受命，辕固生认为汤武顺应民心，诛灭桀纣，必为受命，"与黄生争论于上前。黄生曰：'汤武非受命，乃杀也。'固曰：'不然。夫桀纣荒乱，天下之心皆归汤武，汤武因天下之心而诛桀纣，桀纣之民弗为使而归汤武，汤武不得已而立，非受命为何？'黄生曰：'冠虽敝必加于首，履虽新必贯于足。何者？上下之分也。今桀纣虽失道，然君上也；汤武虽圣，臣下也。夫主有失行，臣不正言匡过以尊天子，反因过而诛之，代立南面，非杀而何？'”[①] 辕固生将话题引入到了极为敏感的“以汉代秦”上，“必若云，是高皇帝代秦即天子之位，非邪？”景帝赶紧劝和道：“食肉毋食马肝，未为不知味也；言学者毋言汤武受命，不为愚。”[②]

窦太后喜好黄老，召问辕固生谈论黄老之书，意在迫其屈服。辕固生竟说：“此家人言矣。”[③] 将黄老之书称之为极为通俗的民间之书。窦太后大怒道：“安得司空城旦书乎！”[④] 徐广曰：“司空，主刑徒之官也。”[⑤] 派人将辕固生投入到野猪圈中。景帝知道辕固生耿直，于是扔给他一把利剑。辕固生正刺野猪心脏，侥幸得以逃脱。景帝为保护辕固生，任命他为清河太傅，后因病免官。武帝即位初期，辕固生又以贤良文学被征至长安。当时他已经 90 多岁了，后因儒生们的嫉妒诋毁而被迫离开长安。其弟子中最为著名的是夏侯始昌。辕固生嘱托公孙弘：“公孙子，务正学以言，无曲学以阿世！”[⑥] 凡是以齐《诗》而显贵的儒生，都是辕固生的门生徒孙。

---

① （东汉）班固：《汉书》卷八八，第 3612 页。
② （东汉）班固：《汉书》卷八八，第 3612 页。
③ （东汉）班固：《汉书》卷八八，第 3612 页。
④ （东汉）班固：《汉书》卷八八，第 3612 页。
⑤ （西汉）司马迁：《史记》卷一二一，第 3123 页。
⑥ （东汉）班固：《汉书》卷八八，第 3612 页。

三、伏 生

伏生，名胜，齐国济南郡人，曾为秦皇朝的博士，后归于齐鲁之间教授。秦始皇颁布焚书令，伏生将《尚书》藏到墙壁里，后来为了躲避战火，逃亡外地。汉皇朝建立后，伏生寻得所藏《尚书》，只有29篇存世，继续在齐鲁之间教授。文帝时，向天下寻求精通《尚书》的人，听说伏生是精通《尚书》的大儒，想要将他召到长安。当时伏生已经90多岁了，不能前往，于是文帝下诏命太常掌故晁错到伏生处学习《尚书》。颜师古曰："卫宏《定古文尚书序》云：'伏生老，不能正言，言不可晓也，使其女传言教错。齐人语多与颍川异，错所不知者凡十二三，略以其意属读而已。'"① 伏氏《尚书》由此在齐鲁地区传播开来。

四、高堂生

高堂生，鲁国人，经过秦焚书，《礼》颇散亡，汉皇朝建立后，高堂生传《士礼》17篇，及为今文《仪礼》。其弟子萧奋以礼官至淮阳太守。东海人孟卿学《礼》于萧奋，后教授后仓、闾丘卿。后仓将《士礼》进一步阐发至数万言，号为《后

① （东汉）班固：《汉书》卷八八，第3603页。

氏曲台记》，教授通汉、戴德、戴圣、庆普。庆普后来担任东平太傅。戴德，号为大戴，后担任信都太傅。戴圣，号为小戴，后担任博士，参与石渠阁会议，官至九江太守。于是高堂生之《礼》分为大戴、小戴、庆氏三个学派。通汉以太子舍人参与石渠阁会议，官至中山中尉。庆普教授夏侯敬、庆咸。戴德授徐良，其后为博士、州牧、郡守，世代传经。戴圣教授桥仁、杨荣。桥仁后担任大鸿胪，世代传经。杨荣后担任琅邪太守。大戴之学又分有徐氏之学，小戴之学又有桥氏、杨氏之学。

五、胡母生

胡母生，字子都，齐国人。研习《公羊春秋》，在景帝时期担任博士。与董仲舒同治《公羊春秋》，董仲舒经常称赞他的德行。年老之后回到齐国，齐国研习《春秋》的儒生以其为宗师，公孙弘亦跟随其学习。其弟子中较为著名的有褚大、嬴公、段仲、吕步舒。褚大官至梁相，吕步舒官至丞相长史，只有嬴公较好地继承了胡母生的学说，担任昭帝的谏大夫，教授孟卿、眭孟。

在眭孟的百余名弟子中较为著名的有东海严彭祖，鲁国颜安乐。他们二人各持己见，发扬了眭孟之说。眭孟叹道："《春秋》之意，在二子矣！"①眭孟死后，严彭祖、颜安乐各自

① （东汉）班固：《汉书》卷八八，第3616页。

教授，于是《公羊春秋》有了颜、严两个学派。严彭祖后担任宣帝博士，河南、东郡太守，左冯翊，官至太子太傅，廉洁正直不曲事权贵，有人劝他："天时不胜人事，君以不修小礼曲意，亡贵人左右之助，经义虽高，不至宰相。愿少自勉强！"严彭祖说道："凡通经术，固当修行先王之道，何可委曲从俗，苟求富贵乎！"①

颜安乐字公孙，鲁国薛人，眭孟的外甥。家贫，努力于学业，官至齐郡太守丞，后被仇家所杀。颜安乐教授淮阳泠丰、淄川任公。任公担任少府，泠丰担任淄川太守。颜氏一学又有泠、任两个学派。琅邪管路与泰山冥都，又师从于颜安乐，均官至丞相史，所以颜氏之学又有管、冥之学。

六、田　生

田何，齐国人，后被迁徙到杜陵，西汉今文《易》学的开创者。与其它四经不同，《易》的传承体系较为明确，春秋鲁国的商瞿受《易》于孔子，后教授鲁国的桥庇，桥庇教授江东馯臂，馯臂教授燕周丑，周丑教授东武孙虞，孙虞教授齐田何。秦焚书时，"所不去者，医药卜筮种树之书"②。《易》为筮卜之书，并未遭到焚烧。汉皇朝建立后，田何教授东武王同、

---

① （东汉）班固：《汉书》卷八八，第3616页。

② （西汉）司马迁：《史记》卷六，第255页。

洛阳周王孙、丁宽、齐服生，他们均著《易传》数篇。王同教授淄川杨何，官至太中大夫，齐即墨成，官至城阳相，广川孟但，官至太子门大夫。鲁周霸、莒衡胡、临淄主父偃，都是以通晓《易》而做官，“要言《易》者本之田何”①。

“汉兴，言《易》自淄川田生；言《书》自济南伏生；言《诗》，于鲁则申培公，于齐则辕固生，燕则韩太傅；言《礼》，则鲁高堂生；言《春秋》，于齐则胡母生，于赵则董仲舒。”②申公、辕固生、伏生、高堂生、胡母生、田生作为汉初齐鲁封国“诸子”的重要代表，他们在秦焚书以及秦末农民起义之后，以今文经的形式将被焚毁的儒家经典重新恢复起来，并以微言大义的方式加以阐发解说，开创了西汉今文《诗》《尚书》《礼》《公羊春秋》《易》诸学。他们积极与当权者合作，或者担任皇帝的政策顾问，或者担任各级官吏，并广泛教授生徒，努力将儒学推广至全国，拉开了齐鲁文化主流化的序幕。在他们的努力下，儒学势力不断发展，个别儒生还取得了较大的政治权力，比如赵绾、王臧位列三公九卿，他们不断挑战黄老思想的统治地位。此时儒家思想虽然在基层社会传播较快，但儒生在汉中央以及各级地方政府官员中所占的比例很小，未能形成强大的政治集团，难以与控制中央大权的黄老集团相抗衡，故王臧、赵绾被迫自杀，申公、辕固生被免官归乡。所以要想取代

① （东汉）班固：《汉书》卷八八，第3597页。

② （东汉）班固：《汉书》卷八八，第3593页。

黄老思想成为统治思想，必须要在理论上进行创新，使其更加切合统治者的需求，这一历史重任便放到了一代大儒董仲舒的身上。

董 仲 舒

董仲舒，广川人，年少时开始研习《公羊春秋》，关于董仲舒的师承关系史无明载。虽然其籍贯并非齐鲁之地，但广川南与齐鲁接壤，他很有可能到齐鲁之地求学。从“胡母生字子都，齐人也。治《公羊春秋》，为景帝博士。与董仲舒同业，仲舒著书称其德”①这一记载来看，应当是师承于齐鲁“诸子”，董仲舒又担任过胶西国相，与齐鲁之地以及齐鲁文化有着密切的关系。至于董仲舒的生卒年，从“仲舒亲见四世之事，犹复欲守旧文，颇增其约”②来看，董仲舒至少经历了惠、文、景、武四个朝代。周桂钿认为董仲舒生年当在公元前200年至前196年之间，卒年当在公元前107年至前104年之间，寿命90多岁。③他发奋苦读，终成一代大儒，“盖三年不窥园，其精如此。进退容止，非礼不行，学士皆师尊

---

① （东汉）班固：《汉书》卷八八，第3615页。

② （东汉）班固：《汉书》卷九四下，第3831页。

③ 周桂钿：《秦汉思想史》，河北人民出版社1999年版，第113—122页。

之”①。景帝时期担任博士，在汉武帝建元初年对策之后，得到武帝赏识，正式登上政治舞台。“儒家文化从鲁、邹的区域文化到影响整个中华文明的主流文化，有一个重要的节点不能忽视，这就是董仲舒。董仲舒是儒家文化的一位极其重要的思想集成者和传播者。儒家文化经过他的整合、发挥与再造，成为一个具有完整世界观体系的文化系统，并经过他向汉武帝的积极推荐，借助于政治的力量，上升为汉帝国的国家意识形态，由此影响了整整两千多年，形成了中国文化的具有支柱性的民族文化传统。”②

武帝初年，黄老道家趋向于保守，儒家崛起，试图取代其统治思想的地位，双方矛盾进一步加深。以窦太后为首的黄老集团利用手中的权力坚决镇压以王臧、赵绾为首的儒家势力，“元年，汉兴已六十余岁矣，天下乂安，荐绅之属皆望天子封禅改正度也。而上乡儒术，招贤良，赵绾、王臧等以文学为公卿，欲议古立明堂城南，以朝诸侯。草巡狩封禅改历服色事未就。会窦太后治黄老言，不好儒术，使人微得赵绾等奸利事，召案绾、臧，绾、臧自杀，诸所兴为者皆废”③。董仲舒认识到王臧、赵绾急于夺权的道路难以走通，要使儒家超越黄老道家居于独尊，没有更好的途径，只有根据汉初形势的变化，

① （东汉）班固：《汉书》卷五六，第 2495 页。

② 季桂起：《历史大转折中的文化调试——论董仲舒对儒家文化的整合与发展》，《山东师范大学学报》（人文社会科学版）2015 年第 3 期。

③ （西汉）司马迁：《史记》卷一二，第 452 页。

彻底反省并改造儒学旧义，创造出能够服务于封建皇权的思想体系，在理论上击败黄老思想，进而占据独尊地位。

黄老道家哲学理论的根本是“虚无”，方法为“因循”，“循理而举事，因资而立权自然之势”①，“是故虑无失策，谋无过事，言为文章，行为仪表于天下，进退应时，动静循理，不为丑美好憎，不为赏罚喜怒，名各自名，类各自类，事犹自然，莫出于己”②，将其贯彻到社会政治实践中，往往能促进社会经济的恢复与发展。但另一方面，面对盛世下产生的新问题，它缺乏创造，墨守成规，陈陈相因。“黄老学说的精义主要在于其对各种矛盾采取‘姑息’态度，放任而不去干涉。”③在“无为而治”之下，关东诸侯王几乎不受限制地发展起来，其经济政治势力的发展达到顶峰，淮南王刘长“废先帝法，不听天子诏，居处无度，为黄屋盖拟天子，擅为法令，不用汉法。及所置吏，以其郎中春为丞相，收聚汉诸侯人及有罪亡者，匿与居，为治家室，赐与财物爵禄田宅，爵或至关内侯，奉以二千石所当得。”④“会孝惠、高后时天下初定，郡国诸侯各务自拊循其民。吴有豫章郡铜山，即招致天下亡命者盗铸钱，东煮海水为盐，以故无赋，国用饶

① 何宁：《淮南子集释》，中华书局 1998 年版，第 1322 页。

② 何宁：《淮南子集释》，第 605—606 页。

③ 刘中建：《专制王权的依附型合作者——儒士与两汉政治形态研究》，河北大学出版社 2009 年版，第 79 页。

④ （东汉）班固：《汉书》卷四四，第 2141 页。

足。”① 他们尾大不掉，反而觊觎皇权，文帝时发生了济北王刘兴居的叛乱，淮南王刘长的叛乱，景帝时爆发了吴楚七国之乱；地方豪强势力也在政府的自由放任之下横行乡里，司马迁在《史记·货殖列传》中将这些地方豪强称之为“素封”，“谚曰：‘百里不贩樵，千里不贩籴。’居之一岁，种之以谷；十岁，树之以木；百岁，来之以德。德者，人物之谓也。今有无秩禄之奉，爵邑之入，而乐与之比者，命曰‘素封’。封者食租税，岁率户二百。千户之君则二十万，朝觐聘享出其中。庶民农工商贾，率亦岁万息二千，百万之家则二十万，而更徭租赋出其中。衣食之欲，恣所好美矣。”② 面对匈奴骑兵的频繁入侵，统治者在黄老思想的指导下只能采取卑微的“和亲”政策，“孝文皇帝厚以货赂，与结和亲，犹侵暴无已。甚者，兴师十余万众，近屯京师及四边，岁发屯备虏，其为患久矣”③。更重要的是，黄老思想重在于应用，而在理论上存在严重的不足，且缺乏创新，难以为统治者的各项政治、经济、军事活动提供理论上的指导。

至武帝时，功臣侯集团彻底衰落，“天下初定，故大城名都散亡，户口可得而数者十二三，是以大侯不过万家，小者五六百户。后数世，民咸归乡里，户益息，萧、曹、绛、灌之属或至四万，小侯自倍，富厚如之。子孙骄溢，忘其先，淫

① （东汉）班固：《汉书》卷三五，第 1904 页。
② （西汉）司马迁：《史记》卷一二九，第 3271—3272 页。
③ （西汉）司马迁：《汉书》卷七三，第 3126 页。

嬖。至太初百年之间，见侯五，余皆坐法殒命亡国，耗矣。网亦少密焉，然皆身无兢兢于当世之禁云”①。吴楚七国之乱被平定后，诸侯王尾大不掉的问题已经基本解决，汉初三足鼎立之势已经发生变化，皇权独大。“雄才大略”的汉武帝要彻底解决诸侯王、地方豪强、匈奴入侵问题，在政治、经济、军事、思想文化等方面全面加强中央集权，但“因循守旧”的黄老道家根本无法为其提供指导，儒家独尊的时机到来了。

董仲舒继先秦儒家之后，针对此时政治、经济、军事形势的变化，以儒家旧义为纲融会了墨、道、法、阴阳等诸家思想，形成了系统的“新儒家”思想，为加强专制主义中央集权，解决诸侯王、地方豪强、匈奴入侵及其它社会政治问题提供了理论依据，为汉皇朝的发展注入新的精神动力。

夏商崇拜天命鬼神，《礼记·表记》:“夏道尊命，事鬼敬神而远之……殷人尊神，率民以事神，先鬼而后礼。”②《尚书·多士》:“有夏不适逸则……乃命尔先祖成汤革夏，俊民甸四方。自成汤至于帝乙，罔不明德恤祀。……惟时上帝不保，降若兹大丧。”③商汤之所以能够灭夏，是因为夏人淫逸而失去天的护佑，上天命商汤率兵灭之。周初的统治者一再强调“天命靡常”，提出了“皇天无亲，惟德是辅”的思想，修德成为

① （西汉）司马迁:《史记》卷一八，第877—878页。

② 李学勤主编:《礼记正义》，第1484—1485页。

③ （清）孙星衍:《尚书今古文注疏》，中华书局1986年版，第425—427页。

了维持天命的唯一手段。春秋战国时期，“天人感应”的雏形开始出现。《尚书·洪范》则进一步阐释道：“八，庶征：曰雨，曰旸，曰燠，曰寒，曰风。曰时五者来备，各以其叙，庶草蕃庑。一极备，凶。一极无，凶。曰休征：曰肃，时雨若；曰乂，时旸若；曰哲，时燠若；曰谋，时寒若；曰圣，时风若。曰咎征：曰狂，恒雨若；曰僭，恒旸若；曰豫，恒燠若；曰急，恒寒若；曰蒙，恒风若。曰王省惟岁，卿士惟月，师尹惟日。岁月日时无易，百谷用成，乂用明，俊民用章，家用平康。日月岁时既易，百谷用不成，乂用昏不明，俊民用违，家用不宁。庶民惟星，星有好风，星有好雨。日月之行，则有冬有夏。月之从星，则以风雨。”① 君主严肃、明智、圣明、深谋远虑，则上天就会呈现出下雨、天晴、温暖、寒冷、刮风等好的征兆；君主狂傲、享乐、严酷、昏庸，则上天就会呈现出久雨、久旱、久热、久风、久寒冷等坏的征兆。《中庸》则指出有大德者必受天命之佑，子曰：“舜其大孝也与！德为圣人，尊为天子，富有四海之内。宗庙飨之，子孙保之。故大德必得其位，必得其禄，必得其名，必得其寿。故天之生物，必因其材而笃焉。故栽者培之，倾者覆之。《诗》曰：‘嘉乐君子，宪宪令德！宜民宜人；受禄于天；保佑命之，自天申之！’故大德者必受命。”② 进而更加明确地指出：“国家将兴，必有祯祥；国家将

① （清）孙星衍：《尚书今古文注疏》，第313—318页。

② （南宋）朱熹：《四书章句集注》，中华书局1983年版，第25—26页。

亡，必有妖孽；见乎蓍龟，动乎四体。”① 在《吕氏春秋 · 应同》中提到帝王将要兴起之时，上天就会通过与五行相关的征兆来加以暗示：

> 凡帝王者之将兴也，天必先见祥乎下民。黄帝之时，天先见大螾大蝼。黄帝曰土气胜。土气胜，故其色尚黄，其事则土。及禹之时，天先见草木秋冬不杀。禹曰木气胜。木气胜，故其色尚青，其事则木。及汤之时，天先见金刃生于水。汤曰金气胜。金气胜，故其色尚白，其事则金。及文王之时，天先见火赤乌衔丹书集于周社。文王曰火气胜。火气胜，故其色尚赤，其事则火。代火者必将水，天且先见水气胜。水气胜，故其色尚黑，其事则水。水气至而不知，数备，将徙于土。天为者时，而不助农于下。类固相召，气同则合，声比则应。②

秦始皇根据邹衍的“五德终始说”，认为秦水德战胜了周火德，并且根据“水德”的特点确立了法家思想的统治地位，设计了秦的各项国家制度，“始皇推终始五德之传，以为周得火德，秦代周德，从所不胜。方今水德之始，改年始，朝贺皆自十月朔。衣服旄旌节旗皆上黑。数以六为纪，符、法冠皆六

---

① （南宋）朱熹：《四书章句集注》，第 33 页。

② （东汉）高诱注、（清）毕沅校：《吕氏春秋》，上海古籍出版社 2014 年版，第 251 页。

寸，而舆六尺，六尺为步，乘六马。更名河曰德水，以为水德之始。刚毅戾深，事皆决于法，刻削毋仁恩和义，然后合五德之数。于是急法，久者不赦”①。

汉皇朝建立后，“天人感应”思想继续发展，陆贾在《新语·明诫》中认为国君为政之善恶必然通过气传播于天地，或风调雨顺，或灾异横行，“故世衰道失，非天之所为也，乃君国者有以取之也。恶政生恶气，恶气生灾异。螟虫之类，随气而生；虹蜺之属，因政而见。治道失于下，则天文变于上；恶政流于民，则螟虫生于野。贤君智则知随变而改，缘类而试思之，于□□□变。圣人之理，恩及昆虫，泽及草木，乘天气而生，随寒暑而动者，莫不延颈而望治，倾耳而听化。圣人察物，无所遗失，上及日月星辰，下至鸟兽草木昆虫，□□□鹢之退飞，治五石之所陨，所以不失纤微。至于鸲鹆来，冬多麋，言鸟兽之类□□□也。十有二月陨霜不煞菽，言寒暑之气，失其节也。鸟兽草木尚欲各得其所，纲之以法，纪之以数，而况于人乎？”② 但他并未过度强调天人关系中天的绝对地位与作用。贾谊在《新书·耳痹》中提到：“故天之诛伐，不可为广虚幽间，攸远无人；虽重袭石中而居，其必知之乎。若诛伐顺理而当辜，杀三军而无咎；诛杀不当辜，杀一匹夫，其罪闻皇天。故曰：天之处高，其听卑；其牧芒，其

① （西汉）司马迁：《史记》卷六，第237—238页。

② 王利器：《新语校注》，中华书局1986年版，第155页。

视察。故凡自行，不可不谨慎也。”[1] 有意志的天会对人的善恶进行奖惩。《新书 · 大政上》：“故夫灾与福也，非粹在天也，又在士民也。呜呼，戒之！戒之！夫士民之志，不可不要也。呜呼，戒之！戒之！行之善也，粹以为福已矣；行之恶也，粹以为灾已矣。故受天之福者，天不攻焉；被天之灾，则亦毋怨天矣，行自为取之也。知善而弗行，谓之不明；知恶而弗改，必受天殃。天有常福，必与有德；天有常灾，必与夺民时。”[2] 强调了统治者的德与德政对于灾异与祥瑞的重要影响。

董仲舒继承和发展了先秦及汉初的“天人”思想，创立了完善的“天人感应”学说。他极力强调“天”的主导地位，天是君主权力的来源，“臣谨案《春秋》之文，求王道之端，得之于正。正次王，王次春。春者，天之所为也；正者，王之所为也。其意曰，上承天之所为，而下以正其所为，正王道之端云尔。然则王者欲有所为，宜求其端于天”[3]。他在《春秋繁露 · 官制象天》中认为天是由天、地、阴、阳、火、金、木、水、土、人十种物类组成的，“天有十端，十端而止已。天为一端，地为一端，阴为一端，阳为一端，火为一端，金为一端，木为一端，水为一端，土为一端，人为一端，凡十端而

① （西汉）贾谊撰，阎振益、钟夏校注：《新书校注》，中华书局 2000 年版，第 270 页。

② （西汉）贾谊撰，阎振益、钟夏校注：《新书校注》，第 338—339 页。

③ （东汉）班固：《汉书》卷五六，第 2501—2502 页。

毕，天之数也。天数毕于十，王者受十端于天，而一条之率。每条一端以十二时，如天之每终一岁以十二月也。十者天之数也，十二者岁之度也。用岁之度，条天之数，十二而天数毕。是故终十岁而用百二十月，条十端亦用百二十臣，以率被之，皆合于天。其率三臣而成一慎，故八十一元士为二十七慎，以持二十七大夫；二十七大夫为九慎，以持九卿；九卿为三慎，以持三公；三公为一慎，以持天子。天子积四十慎以为四选，选一慎三臣，皆天数也。"[①] 董仲舒创建了以天为核心的宇宙模式，万物都是由天产生的，"天者万物之祖，万物非天不生"[②]，"天地者，万物之本，先祖之所出也。广大无极，其德昭明，历年众多，永永无疆"[③]。故而天是万物的主宰，统领百神，可以赏善罚恶，"天者，百神之大君也。事天不备，虽百神犹无益也。何以言其然也？祭而地神者，《春秋》讥之。孔子曰：'获罪于天，无所祷也。'是其法也。"[④]

天人感应的基础则是天与人具有相同的构成与质地。董仲舒提出了"人副天数"，人的生理构造与天的构造相同，人体的 366 块小骨节与一年的天数相合，12 块大骨节与 12 个月相合，四肢与四季相合，五脏与五行相合，"天以终岁之数，成人之身，故小节三百六十六，副日数也；大节十二分，副月

① 苏舆：《春秋繁露义证》，中华书局 1992 年版，第 216—217 页。
② 苏舆：《春秋繁露义证》，第 410 页。
③ 苏舆：《春秋繁露义证》，第 269 页。
④ 苏舆：《春秋繁露义证》，第 398 页。

数也；内有五脏，副五行数也；外有四肢，副四时数也”[1]。在董仲舒看来，人与天不仅在构造上相同，而且天和人具有相同的道德与情感，人的喜怒哀乐对应于春秋冬夏，人的仁德对应于天志、天理，“为人者天也。人之人本于天，天亦人之曾祖父也。此人之所以乃上类天也。人之形体，化天数而成；人之血气，化天志而仁；人之德行，化天理而义。人之好恶，化天之暖清；人之喜怒，化天之寒暑；人之受命，化天之四时。人生有喜怒哀乐之答，春秋冬夏之类也。喜，春之答也；怒，秋之答也；乐，夏之答也；哀，冬之答也。天之副在乎人。人之情性有由天者矣。故曰受，由天之号也”[2]。

人与天具有相同的道德与构造，但如果实现双方的相互感应，“试调琴瑟而错之，鼓其宫则他宫应之，鼓其商而他商应之，五音比而自鸣，非有神，其数然也。美事召美类，恶事召恶类，类之相应而起也。如马鸣则马应之，牛鸣则牛应之”[3]。必须要通过一种媒介，即气：

> 天地之间，有阴阳之气，常渐人者，若水常渐鱼也。所以异于水者，可见与不可见耳，其澹澹也。然则人之居天地之间，其犹鱼之离水，一也。其无间若气而淖于水。水之比于气也，若泥之比于水也。是天地之间，若

---

① 苏舆：《春秋繁露义证》，第356—357页。

② 苏舆：《春秋繁露义证》，第318—319。

③ 苏舆：《春秋繁露义证》，第358页。

虚而实，人常渐是澹澹之中，而以治乱之气，与之流通相殽也。故人气调和，而天地之化美，殽于恶而味败，此易之物也。推物之类，以易见难者，其情可得。治乱之气，邪正之风，是殽天地之化者也。生于化而反殽化，与运连也。《春秋》举世事之道，夫有书天，之尽与不尽，王者之任也。《诗》云："天难谌斯，不易维王。"此之谓也。夫王者不可以不知天。知天，诗人之所难也。天意难见也，其道难理。是故明阳阴、入出、实虚之处，所以观天之志。辨五行之本末顺逆、小大广狭，所以观天道也。天志仁，其道也义。为人主者，予夺生杀，各当其义，若四时；列官置吏，必以其能，若五行；好仁恶戾，任德远刑，若阴阳。此之谓能配天。天者其道长万物，而王者长人。人主之大，天地之参也；好恶之分，阴阳之理也；喜怒之发，寒暑之比也；官职之事，五行之义也。以此长天地之间，荡四海之内，殽阴阳之气，与天地相杂。是故人言：既曰王者参天地矣，苟参天地，则是化矣，岂独天地之精哉。王者亦参而殽之，治则以正气殽天地之化，乱则以邪气殽天地之化，同者相益，异者相损之数也，无可疑者矣。①

在以"天"为核心的宇宙模式中充满了气，阴与阳是气的两种

---

① 苏舆：《春秋繁露义证》，第467—468页。

基本形态，五行是气的基本运行特征，阴气阳气的此消彼长促成了春夏秋冬四季更替以及万物的产生、发展与消亡。阴阳五行是沟通天与人的重要媒介，天通过阴阳五行现象向人间传递自己的意志，人通过阴阳五行现象来了解天的意志，进而纠正自己的行为。

董仲舒认为阴阳二气各有自己的运行轨道，基本上阳气按照顺时针方向运行，由东北而南，由南至西，由西至北，阴气按照逆时针方向运行，阴气从东南而北，由北至西，由西至南，每次运行需用一年的时间，“阳气始出东北而南行，就其位也；西转而北入，藏其休也。阴气始出东南而北行，亦就其位也；西转而南入，屏其伏也。是故阳以南方为位，以北方为休；阴以北方为位，以南方为伏。阳至其位而大暑热。阴至其位而大寒冻。阳至其休而入化于地，阴至其伏而避德于下。是故夏出长于上、冬入化于下者，阳也；夏入守虚地于下，冬出守虚位于上者，阴也。阳出实入实，阴出空入空，天之任阳不任阴，好德不好刑，如是也。故阴阳终岁各一出”[①]。阴阳二气运动到不同的方位会促成四季的变化更替，“天道大数，相反之物也，不得俱出，阴阳是也。春出阳而入阴，秋出阴而入阳，夏右阳而左阴，冬右阴而左阳。阴出则阳入，阳出则阴入；阴右则阳左，阴左则阳右。是故春俱南，秋俱北，而不同道；夏交于前，冬交于后，而不同理。并行而不相乱，浇滑而

① 苏舆:《春秋繁露义证》，第337—338页。

各持分，此之谓天之意。而何以从事？天之道，初薄大冬，阴阳各从一方来，而移于后。阴由东方来西，阳由西方来东，至于中冬之月，相遇北方，合而为一，谓之曰至。别而相去，阴适右，阳适左。适左者其道顺，适右者其道逆。逆气左上，顺气右下，故下暖而上寒。以此见天之冬右阴而左阳也，上所右而下所左也。各月尽，而阴阳俱南还，阳南还出于寅，阴南还入于戌，此阴阳所始出地入地之见处也。至于仲春之月，阳在正东，阴在正西，谓之春分。春分者，阴阳相半也，故昼夜均而寒暑平。阴日损而随阳，阳日益而鸿，故为暖热。初得大夏之月，相遇南方，合而为一，谓之日至。别而相去，阳适右，阴适左。适左由下，适右由上，上暑而下寒，以此见天之夏右阳而左阴也。上其所右，下其所左。夏月尽，而阴阳俱北还。阳北还而入于申，阴北还而出于辰，此阴阳之所始出地入地之见处也。至于中秋之月，阳在正西，阴在正东，谓之秋分。秋分者，阴阳相半也，故昼夜均而寒暑平。阳日损而随阴，阴日益而鸿，故至于季秋而始霜，至于孟冬而始寒，小雪而物咸成，大寒而物毕藏，天地之功终矣。”① 董仲舒认为阴阳二气总量是恒定的，双方此消彼长，但阳气是居于主导地位的：

是故阳气以正月始出于地，生育长养于上。至其功必成也，而积十月。人亦十月而生，合于天数也。是故

① 苏舆：《春秋繁露义证》，第342—345页。

天道十月而成，人亦十月而成，合于天道也。故阳气出于东北，入于西北，发于孟春，毕于孟冬，而物莫不应是。阳始出，物亦始出；阳方盛，物亦方盛；阳初衰，物亦初衰。物随阳而出入，数随阳而终始，三王之正随阳而更起。以此见之，贵阳而贱阴也。故数日者，据昼而不据夜；数岁者，据阳而不据阴。阴不得达之义。①

天出阳，为暖以生之，地出阴，为清以成之。不暖不生，不清不成。然而计其多少之分，则暖暑居百而清寒居一。②

他在强调阳气的主导地位时，也并没有忽视阴气的辅助作用，双方为主要矛盾与次要矛盾的关系，“阴道无所独行。其始也不得专起，其终也不得分功，有所兼之义”③。“天之道，出阳为暖以生之，出阴为清以成之”④。他将阴阳互动的理论应用于社会关系与政治伦理之中：

丈夫虽贱皆为阳，妇人虽贵皆为阴。阴之中亦相为阴，阳之中亦相为阳。诸在上者皆为其下阳，诸在下者皆为其上阴。阴犹沈也。何名何有，皆并一于阳，昌力

① 苏舆：《春秋繁露义证》，第 324 页。

② 苏舆：《春秋繁露义证》，第 351—352 页。

③ 苏舆：《春秋繁露义证》，第 351 页。

④ 苏舆：《春秋繁露义证》，第 347 页。

而辞功。故出云起雨，必令从之下，命之曰天雨。不敢有其所出，上善而下恶。恶者受之，善者不受。土若地，义之至也。是故《春秋》君不名恶，臣不名善，善皆归于君，恶皆归于臣。臣之义比于地，故为人臣者，视地之事天也。为人子者，视土之事火也。虽居中央，亦岁七十二日之王，傅于火以调和养长，然而弗名者，皆并功于火，火得以盛，不敢与父分功美，孝之至也。是故孝子之行，忠臣之义，皆法于地也。地事天也，犹下之事上也。地，天之合也，物无合会之义。是故推天地之精，运阴阳之类，以别顺逆之理。①

其目的就是要确立君臣、父子、夫妻的尊卑地位，确立封建等级秩序，使得各个社会阶层臣服于皇帝的统治。董仲舒根据阳尊阴卑进而提出了德主刑辅的治国理念：

故阳常居实位而行于盛，阴常居空位而行于末。天之好仁而近，恶戾之变而远，大德而小刑之意也。先经而后权，贵阳而贱阴也。故阴，夏入居下，不得任岁事，冬出居上，置之空处也。养长之时伏于下，远去之，弗使得为阳也。无事之时起之空处，使之备次陈，守闭塞也。此皆天之近阳而远阴，大德而小刑也。是故人主近

① 苏舆：《春秋繁露义证》，第 325—326 页。

天之所近，远天之所远；大天之所大，小天之所小。是故天数右阳而不右阴，务德而不务刑。刑之不可任以成世也，犹阴之不可任以成岁也。为政而任刑，谓之逆天，非王道也。①

董仲舒在《春秋繁露》中系统地阐述了他的五行思想，他进一步将五行与政治相附会，将其由天的运行规则引申为治国之道。"行者行也，其行不同，故谓之五行"②。与《尚书》《左传》不同，董仲舒将五行顺序确定为木、火、土、金、水，相邻的元素依次相生，木生火，火生土，土生金，金生水，水生木。相隔的元素依次相克，木胜土，火胜金，土胜水，金胜木，水胜火。木、火、土、金、水相生相克以达自然之平衡。

董仲舒依照五行相生相克来设计了国家机构及运行。他将司农、司马、司营、司徒、司寇五个中央职官对应于木、火、土、金、水，相生且相克。

五官相生，司农发展农业生产，充实仓廪，为司马尽责提供基础；司马提拔贤能之士，为司营尽责提供基础；司营威武强御，执绳而制，为司徒尽责奠定了基础；司徒亲附百姓，安抚边境，则为司寇尽责奠定了基础：

① 苏舆：《春秋繁露义证》，第 327—328 页。

② 苏舆：《春秋繁露义证》，第 362 页。

东方者木，农之本。司农尚仁，进经术之士，道之以帝王之路，将顺其美，匡救其恶。执规而生，至温润下，知地形肥硗美恶，立事生则，因地之宜，召公是也。亲入南亩之中，观民垦草发淄，耕种五谷，积蓄有余，家给人足，仓库充实。司马实谷。司马，本朝也。本朝者火也，故曰木生火。

南方者火也，本朝。司马尚智，进贤圣之士，上知天文，其形兆未见，其萌芽未生，昭然独见存亡之机，得失之要，治乱之源，豫禁未然之前，执矩而长，至忠厚仁，辅翼其君，周公是也。成王幼弱，周公相，诛管叔蔡叔，以定天下。天下既宁以安君。官者，司营也。司营者土也，故曰火生土。

中央者土，君官也。司营尚信，卑身贱体，夙兴夜寐，称述往古，以厉主意。明见成败，微谏纳善，防灭其恶，绝源塞隙，执绳而制四方，至忠厚信，以事其君，据义割恩，太公是也。应天因时之化，威武强御以成。大理者，司徒也。司徒者金也，故曰土生金。

西方者金，大理司徒也。司徒尚义，臣死君而众人死父。亲有尊卑，位有上下，各死其事，事不踰矩，执权而伐。兵不苟克，取不苟得，义而后行，至廉而威，质直刚毅，子胥是也。伐有罪，讨不义，是以百姓附亲，边境安宁，寇贼不发，邑无狱讼，则亲安。执法者，司寇也。司寇者，水也。故曰金生水。

北方者水，执法司寇也。司寇尚礼，君臣有位，长幼有序，朝廷有爵，乡党以齿，升降揖让，般伏拜谒，折旋中矩，立而罄折，拱则抱鼓，执衡而藏，至清廉平，赂遗不受，请谒不听，据法听讼，无有所阿，孔子是也。为鲁司寇，断狱屯屯，与众共之，不敢自专。是死者不恨，生者不怨，百工维时，以成器械。器械既成，以给司农。司农者，田官也。田官者木，故曰水生木。①

五官相胜，司农为奸，则司徒诛之；司马为谗，则司寇诛之；司营为奸，则司农败之；司徒为贼，则司马诛之；司寇为乱，则司营诛之：

木者，司农也。司农为奸，朋党比周，以蔽主明，退匿贤士，绝灭公卿，教民奢侈，宾客交通，不劝田事，博戏斗鸡，走狗弄马，长幼无礼，大小相虏，并为寇贼，横恣绝理。司徒诛之，齐桓是也。行霸任兵，侵蔡，蔡溃，遂伐楚，楚人降伏，以安中国。木者，君之官也。夫木者农也，农者民也，不顺如叛，则命司徒诛其率正矣。故曰金胜木。

火者，司马也。司马为谗，反言易辞以谮诉人，内离骨肉之亲，外疏忠臣，贤圣旋亡，谗邪日昌，鲁上大

---

① 苏舆：《春秋繁露义证》，第 362—366 页。

夫季孙是也。专权擅政，薄国威德，反以怠恶，谮诉其贤臣，劫惑其君。孔子为鲁司寇，据义行法，季孙自消，堕费郈城，兵甲有差。夫火者，大朝，有邪谗荧惑其君，执法诛之。执法者水也，故曰水胜火。

土者，君之官也。其相司营。司营为神，主所为皆曰可，主所言皆曰善，谄顺主指，听从为比。进主所善，以快主意，导主以邪，陷主不义。大为宫室，多为台榭，雕文刻镂，五色成光。赋敛无度，以夺民财；多发徭役，以夺民时，作事无极，以夺民力。百姓愁苦，叛去其国，楚灵王是也。作乾溪之台，三年不成，百姓罢弊而叛，及其身弑。夫土者，君之官也，君大奢侈，过度失礼，民叛矣。其民叛，其君穷矣。故曰木胜土。

金者，司徒也。司徒为贼，内得于君，外骄军士，专权擅势，诛杀无罪，侵伐暴虐，攻战妄取，令不行，禁不止，将率不亲，士卒不使，兵弱地削，令君有耻，则司马诛之，楚杀其司徒得臣是也。得臣数战破敌，内得于君，骄蹇不恤其下，卒不为使，当敌而弱，以危楚国，司马诛之。金者，司徒，司徒弱，不能使士众，则司马诛之，故曰火胜金。

水者，司寇也。司寇为乱，足恭小谨，巧言令色，听谒受赂，阿党不平，慢令急诛，诛杀无罪，则司营诛之，营荡是也。为齐司寇。太公封于齐，问焉以治国之要，营荡对曰："任仁义而已。"太公曰："任仁义奈何？"营荡对曰："仁者爱人，义者尊老。"太公曰："爱人尊老奈何？"营荡对曰："爱人者，有子不食其力；尊老者，妻长而夫拜之。"太公曰："寡人欲以仁义治齐，今子以仁义乱齐，寡人立而诛之，以定齐国。"夫水者，执法司寇也。执法附党不平，依法刑人，则司营诛之，故曰土胜水。①

五官配合五行相生相克，虽有牵强之嫌，但他强调五官之间的相互配合、相互制衡，符合统治者加强专制主义中央集权的需要，同时也颇具行政理性。

董仲舒主张天子需要根据五行的运行规则来安排一年四季的施政措施，春天草木茂盛，行木政，劝课农桑，不夺农时；夏初行火政，提拔贤能，奖功酬劳；夏中行土政，收割五谷，亲附百姓；秋行金政，修缮甲兵，狩猎练兵；冬行水政，祭祀宗庙，平理狱讼。若依时行政，上天会降下大量的祥瑞，若背时行政，上天会降下灾异：

木者春，生之性，农之本也。劝农事，无夺民时，使民，岁不过三日，行什一之税，进经术之士。挺群禁，出轻系，去稽留，除桎梏，开门阖，通障塞。恩及草木，则树木华美，而朱草生；恩及鳞虫，则鱼大为，鳣鲸不见，群龙下。如人君出入不时，走狗试马，驰骋不反宫室，

① 苏舆：《春秋繁露义证》，第367—371页。

好淫乐，饮酒沉湎，纵恣，不顾政治，事多发役，以夺民时，作谋增税，以夺民财，民病疥搔，温体，足胻痛。咎及于木，则茂木枯槁，工匠之轮多伤败。毒水渰群，漉陂如渔，咎及鳞虫，则鱼不为，群龙深藏，鲸出现。

火者夏，成长，本朝也。举贤良，进茂才，官得其能，任得其力，赏有功，封有德，出货财，振困乏，正封疆，使四方。恩及于火，则火顺人而甘露降；恩及羽虫，则飞鸟大为，黄鹄出见，凤凰翔。如人君惑于谗邪，内离骨肉，外疏忠臣，至杀世子，诛杀不辜，逐忠臣，以妾为妻，弃法令，妇妾为政，赐予不当，则民病血壅肿，目不明。咎及于火，则大旱，必有火灾，摘巢探鷇，咎及羽虫，则飞鸟不为，冬应不来，枭鸱群鸣，凤凰高翔。

土者夏中，成熟百种，君之官。循宫室之制，谨夫妇之别，加亲戚之恩。恩及于土，则五谷成，而嘉禾兴。恩及裸虫，则百姓亲附，城郭充实，贤圣皆迁，仙人降。如人君好淫佚，妻妾过度，犯亲戚，侮父兄，欺罔百姓，大为台榭，五色成光，雕文刻镂，则民病心腹宛黄，舌烂痛。咎及于土，则五谷不成；暴虐妄诛，咎及裸虫，裸虫不为，百姓叛去，贤圣放亡。

金者秋，杀气之始也。建立旗鼓，杖把旄钺，以诛贼残，禁暴虐，安集，故动众兴师，必应义理，出则祠兵，入则振旅，以闲习之。因于搜狩，存不忘亡，安不忘危。修城郭，缮墙垣，审群禁，饬兵甲，警百官，诛不法。恩及于金石，则凉风出；恩及于毛虫，则走兽大为，麒麟至。如人君好战，侵陵诸侯，贪城邑之赂，轻百姓之命，则民病喉咳嗽，筋挛，鼻鼽塞，咎及于金，则铸化凝滞，冻坚不成；四面张网，焚林而猎，咎及毛虫，则走兽不为，白虎妄搏，麒麟远去。

水者冬，藏至阴也。宗庙祭祀之始，敬四时之祭，禘祫昭穆之序。天子祭天，诸侯祭土。闭门闾，大搜索，断刑罚，执当罪，饬关梁，禁外徙。恩及于水，则醴泉出；恩及介虫，则鼋鼍大为，灵龟出。如人君简宗庙，不祷祀，废祭祀，执法不顺，逆天时，则民病流肿，水张，痿痹，孔窍不通。咎及于水，雾气冥冥，必有大水，水为民害；咎及介虫，则龟深藏，鼋鼍呴。①

董仲舒以各种五行灾异来警告君主，继而指出了相对应的消除灾异的各种德政，发生与木有关的灾异时，统治者要薄赋敛，省徭役，赈济贫民；发生与火有关的灾异时，统治者要任命贤才，封赏有功之臣；发生与土有关的灾异时，统治者要减省宫室用度，表彰孝悌之人；发生与金有关的灾异时，统治者要表彰廉洁正直之人，大行文治；发生与水有关的灾异时，统治者要诛杀奸贼，平理狱讼，“五行变至，当救之以德，施之天下，则咎除。不救以德，不出三年，天当雨石。木有变，

① 苏舆：《春秋繁露义证》，第371—381页。

春凋秋荣。秋木冰，春多雨。此徭役众，赋敛重，百姓贫穷叛去，道多饥人。救之者，省徭役，薄赋敛，出仓谷，振困穷矣。火有变，冬温夏寒。此王者不明，善者不赏，恶者不绌，不肖在位，贤者伏匿，则寒暑失序，而民疾疫。救之者，举贤良，赏有功，封有德。土有变，大风至，五谷伤。此不信仁贤，不敬父兄，淫泆无度，宫室荣。救之者，省宫室，去雕文，举孝悌，恤黎元。金有变，毕昴为回，三覆有武，多兵，多盗寇。此弃义贪财，轻民命，重货赂，百姓趣利，多奸轨。救之者，举廉洁，立正直，隐武行文，束甲械。水有变，冬湿多雾，春夏雨雹。此法令缓，刑罚不行。救之者，忧囹圄，案奸宄，诛有罪，蓃五日"①。

"《春秋》之法，以人随君，以君随天。曰：缘民臣之心，不可一日无君。一日不可无君，而犹三年称子者，为君心之未当立也。此非以人随君耶？孝子之心，三年不当。三年不当而踰年即位者，与天数俱终始也。此非以君随天邪？故屈民而伸君，屈君而伸天，《春秋》之大义也。"② "天人感应"，一方面，皇帝要尊天，必须要遵照天的意志办事，君主行德政，上天就会降下甘露、朱草、醴泉、风雨、嘉禾、凤凰、麒麟等祥瑞；若君主行苛政，上天便会降下星陨、日食、地震、旱涝、山崩等灾异现象，警惧君主赶紧施行仁政，调整政策，以化解灾

① 苏舆：《春秋繁露义证》，第385—386页。

② 苏舆：《春秋繁露义证》，第31—32页。

异。董仲舒利用“天”来限制皇权。另一方面，主张“君权神授”，皇帝是天的代表，百姓崇拜敬畏上天，就必须服从皇帝的统治，加强专制主义中央集权成为必然。

在“天人感应”思想的指导下，董仲舒在经济、政治、社会管理、文化教育等领域提出了一系列的新举措。

《公羊传》载：“元年，春，王正月。元年者何？君之始年也。春者何？岁之始也。王者孰谓？谓文王也。曷为先言王而后言正月？王正月也。何言乎王正月？大一统也。”① “大一统”，《公羊传》将其解释为统一历法之意。董仲舒则进一步阐发其意义，“《春秋》大一统者，天地之常经，古今之通义也。今师异道，人异论，百家殊方，指意不同，是以上亡以持一统；法制数变，下不知所守。臣愚以为诸不在六艺之科孔子之术者，皆绝其道，勿使并进。邪辟之说灭息，然后统纪可一而法度可明，民知所从矣。”② 董仲舒将其作为宇宙中的一般的规律。他根据这一规律，提出思想上的大一统，“罢黜百家，独尊儒术”，用统一的思想来实现政治统一。

汉朝统治者为了加强专制主义中央集权，采取了许多措施。在诸侯王的问题上，汉文帝时期，贾谊鉴于当时诸侯国的尾大不掉，上疏提出了“众建诸侯而少其力”的削藩政策，“窃迹前事，大抵强者先反。淮阴王楚最强，则最先反；韩王

---

① 李学勤主编：《春秋公羊传注疏》，北京大学出版社 1999 年版，第 5—10 页。

② （东汉）班固：《汉书》卷五六，第 2523 页。

信倚胡，则又反；贯高因赵资，则又反；陈豨兵精强，则又反；彭越用梁，则又反；黥布用淮南，则又反；卢绾国北最弱，则最后反。长沙乃才二万五千户耳，力不足以行逆，则少功而最完，势疏而最忠。全骨肉时长沙无故者，非独性异人也，其形势然矣。曩令樊、郦、绛、灌据数十城而王，今虽以残亡可也；令韩信、黥布、彭越之伦为彻侯而居，虽至今存可也。然则天下大计可知已。欲诸王皆忠附，则莫若令如长沙；欲勿令菹醢，则莫若令如樊、郦、绛、灌；欲天下之治安，天子之无忧，莫如众建诸侯而少其力。力少则易使以义，国小则无邪心”①。汉景帝时期，晁错又提出了“以法削藩”的主张，“错又言宜削诸侯事，及法令可更定者，书凡三十篇”②，“（晁错）说上曰：‘昔高帝初定天下，昆弟少，诸子弱，大封同姓，故王孽子悼惠王王齐七十余城，庶弟元王王楚四十余城，兄子濞王吴五十余城：封三庶孽，分天下半。今吴王前有太子之隙，诈称病不朝，于古法当诛，文帝弗忍，因赐几杖。德至厚，当改过自新。乃益骄溢，即山铸钱，煮海水为盐，诱天下亡人，谋作乱。今削之亦反，不削之亦反。削之，其反亟，祸小；不削，反迟，祸大。’三年冬，楚王朝，晁错因言楚王戊往年为薄太后服，私奸服舍，请诛之。诏赦，罚削东海郡。因削吴之豫章郡、会稽郡。及前二年赵王有罪，削其河间郡。胶西王

① （西汉）贾谊撰，阎振益、钟夏校注：《新书校注》，第39—40页。
② （东汉）班固：《汉书》卷四九，第2299页。

印以卖爵有奸，削其六县。”[①] 最终导致“吴楚七国之乱”的爆发。在地方豪强的问题上，任用酷吏打击豪强，景帝任用的酷吏有郅都、宁成，“济南瞯氏宗人三百余家，豪猾，二千石莫能制，于是景帝拜（郅）都为济南守。至则诛瞯氏首恶，余皆股栗。居岁余，郡中不拾遗，旁十余郡守畏都如大府。”[②] “后长安左右宗室多犯法，上召（宁）成为中尉。其治效郅都，其廉弗如，然宗室豪杰人皆惴恐。”[③] 武帝任用周阳由、义纵等酷吏，“武帝即位，吏治尚修谨，然由居二千石中最为暴酷骄恣。所爱者，挠法活之；所憎者，曲法灭之。所居郡，必夷其豪。”[④] “迁（义纵）为长陵及长安令，直法行治，不避贵戚。以捕案太后外孙修成子中，上以为能，迁为河内都尉。至则族灭其豪穰氏之属，河内道不拾遗。”[⑤] “（王温舒）素居广平时，皆知河内豪奸之家。及往，以九月至，令郡具私马五十匹，为驿自河内至长安，部吏如居广平时方略，捕郡中豪猾，相连坐千余家。”[⑥] 但这些政策措施大多是临时性的，并未对加强专制主义中央集权提供一种理论上的论证，汉初的历代皇帝从而缺乏一种理论自信，董仲舒“大一统”思想的提出彻底解决了这

---

① （西汉）司马迁：《史记》卷一〇六，第 2824—2825 页。
② （东汉）班固：《汉书》卷九〇，第 3647 页。
③ （东汉）班固：《汉书》卷九〇，第 3649 页。
④ （东汉）班固：《汉书》卷九〇，第 3650 页。
⑤ （东汉）班固：《汉书》卷九〇，第 3653 页。
⑥ （东汉）班固：《汉书》卷九〇，第 3656 页。

一问题。

董仲舒从“天人感应”出发，认为天决定了四季的更迭和朝代的更替。他总结了先秦时期的社会发展规律，提出了“三统三正”循环的神秘主义的历史观：

《春秋》曰：“王正月”，《传》曰：“王者孰谓？谓文王也。曷为先言王而后言正月？王正月也。”何以谓之王正月？曰：王者必受命而后王。王者必改正朔，易服色，制礼乐，一统于天下，所以明易姓，非继人，通以己受之于天也。王者受命而王，制此月以应变，故作科以奉天地，故谓之王正月也。王者改制作科奈何？曰：当十二色，历各法而正色，逆数三而复。绌三之前曰五帝，帝迭首一色，顺数五而相复，礼乐各以其法象其宜。顺数四而相复。咸作国号，迁官邑，易官名，制礼作乐。故汤受命而王，应天变夏作殷号，时正白统。亲夏故虞，绌唐谓之帝尧，以神农为赤帝。作官邑于下洛之阳，名相官曰尹。作《濩乐》，制质礼以奉天。文王受命而王，应天变殷作周号，时正赤统。亲殷故夏，绌虞谓之帝舜，以轩辕为黄帝，推神农以为九皇。作官邑于丰。名相官曰宰。作《武乐》，制文礼以奉天。武王受命，作官邑于镐，制爵五等，作《象乐》，继文以奉天。周公辅成王受命，作官邑于洛阳，成文武之制，作《汋乐》以奉天。殷汤之后称邑，示天之变反命。故天子命无常。唯命是德庆。故《春秋》应天作新王之事，时正黑统。王鲁，尚黑，绌夏，亲周，故宋。乐宜亲《招武》，故以虞录亲，乐制宜商，合伯子男为一等。然则其略说奈何？曰：三正以黑统初。正日月朔于营室，斗建寅。天统气始通化物，物见萌达，其色黑。故朝正服黑，首服藻黑，正路舆质黑，马黑，大节绶帻尚黑，旗黑，大宝玉黑，郊牲黑，牺牲角卵。冠于阼，昏礼逆于庭，丧礼殡于东阶之上。祭牲黑牡，荐尚肝。乐器黑质。法不刑有怀任新产，是月不杀。听朔废刑发德，具存二王之后也。亲赤统，故日分平明，平明朝正。正白统奈何？曰：正白统者，历正日月朔于虚，斗建丑。天统气始蜕化物，物始芽，其色白，故朝正服白，首服藻白，正路舆质白，马白，大节绶帻尚白，旗白，大宝玉白，郊牲白，牺牲角茧。冠于堂，昏礼逆于堂，丧事殡于楹柱之间。祭牲白牡，荐尚肺。乐器白质。法不刑有身怀任，是月不杀。听朔废刑发德，具存二王之后也。亲黑统，故日分鸣晨，鸣晨朝正。正赤统奈何？曰：正赤统者，历正日月朔于牵牛，斗建子。天统气始施化物，物始动，其色赤，故朝正服赤，首服藻赤，正路舆质赤，马赤，大节绶，帻尚赤，旗赤，大宝玉赤，郊牲骍，牺牲角栗。冠于房，昏礼逆于户，丧礼殡于西阶之上。祭牲骍牡，荐尚心。乐器赤质。法不刑有身，重怀藏以养微，是月不杀。听朔废刑发德，具存二王之后也。亲白统，故日分夜半，夜半朝正。①

董仲舒认为各个朝代是按照正黑统、正白统、正赤统三种社会形态循环发展的。夏代属于正黑统，商代属于正白统，周代属于正赤统，一个循环就此完成。按照其观点，秦是正黑统，汉依照天命，代秦而立，是正白统。西汉皇朝是由“布衣天子”“布衣将相”创建的，“汉初诸臣，惟张良出身最贵，韩相之子也。其次则张苍，秦御史；叔孙通，秦待诏博士。次则萧何，沛主吏掾；曹参，狱掾；任敖，狱吏；周苛，泗水卒史；傅宽，魏骑将；申屠嘉，材官。其余陈平、王陵、陆贾、郦商、郦食其、夏侯婴等，皆白徒。樊哙则屠狗者，周勃则织薄曲、吹箫给丧事者，灌婴则贩缯者，娄敬则挽车者。一时人才皆出其中，致身将相，前此所未有也。盖秦、汉间为天地一大变局。自古皆封建诸侯，各君其国，卿大夫亦世其官，成例相沿，视为固然。……于是汉祖以匹夫起事，角群雄而定一尊。其君既起自布衣，其臣亦自多亡命无赖之徒，立功以取将相，此气运为之也。”② 君臣并无贵族血统，其代秦的合法性问题一直没有得到解决，诸侯王们皆是刘邦子孙，有的甚至为刘邦的嫡子嫡孙，随着势力的增强，多窥伺皇位。“三统三正”思想论证了汉皇朝及其历代皇帝都是上天所定，皇帝的独尊地位得

① 苏舆：《春秋繁露义证》，第 184—195 页。

② （清）赵翼：《廿二史札记》，凤凰出版社 2008 年版，第 24 页。

到确立，为汉武帝在政治、经济、军事、思想文化等领域加强皇权提供了理论前提。

在“三统三正”思想的指导下，董仲舒提出了新王“改制”的主张，以区别于前王，“今所谓新王必改制者，非改其道，非变其理，受命于天，易姓更王，非继前王而王也。若一因前制，修故业，而无有所改，是与继前王而王者无以别”①。当然，董仲舒针对“继治世者”“继乱世者”这两类君主，将改革分为两类，“继治世者其道同，继乱世者其道变”②。“继治世者”，如尧、舜、禹，“禹继舜，舜继尧，三圣相受而守一道，亡救弊之政也，故不言其所损益也。”③只是对政治进行一些简单的修正即可。“继乱世者”，如夏、商、周三代，“然夏上忠，殷上敬，周上文者，所继之救，当用此也。孔子曰：‘殷因于夏礼，所损益可知也；周因于殷礼，所损益可知也；其或继周者，虽百世可知也。’此言百王之用，以此三者矣。夏因于虞，而独不言所损益者，其道如一而所上同也。……今汉继大乱之后，若宜少损周之文致，用夏之忠者。”④这就要进行较为彻底的改革了。汉承秦而立，为“继乱世者”，董仲舒为汉武帝提出了一系列的改革措施。

在经济方面，董仲舒提出“调均”，根据自然之理，拥有

---

① 苏舆：《春秋繁露义证》，第 17 页。

② （东汉）班固：《汉书》卷五六，第 2519 页。

③ （东汉）班固：《汉书》卷五六，第 2519 页。

④ （东汉）班固：《汉书》卷五六，第 2518—2519 页。

锋利牙齿的动物没有犄角，长有翅膀的动物只有两条腿，这是自然界的一种均衡，董仲舒将其引申至社会领域，强调贫富之间的一种“调均”，将贫富之间的差距控制在一种合理、均衡的状态下，“夫天亦有所分予，予之齿者去其角，傅其翼者两其足，是所受大者不得取小也。古之所予禄者，不食于力，不动于末，是亦受大者不得取小，与天同意者也。夫已受大，又取小，天不能足，而况人乎！此民之所以嚣嚣苦不足也。身宠而载高位，家温而食厚禄，因乘富贵之资力，以与民争利于下，民安能如之哉！是故众其奴婢，多其牛羊，广其田宅，博其产业，畜其积委，务此而亡已，以迫蹴民，民日削月朘，浸以大穷。富者奢侈羡溢，贫者穷急愁苦；穷急愁苦而上不救，则民不乐生；民不乐生，尚不避死，安能避罪！此刑罚之所以蕃而奸邪不可胜者也。故受禄之家，食禄而已，不与民争业，然后利可均布，而民可家足。此上天之理，而亦太古之道，天子之所宜法以为制，大夫之所当循以为行也。”① “使富者足以示贵而不至于骄，贫者足以养生而不至于忧。以此为度而调均之，是以财不匮而上下相安，故易治也。今世弃其度制，而各从其欲。欲无所穷，而俗得自恣，其势无极。大人病不足于上，而小民羸瘠于下，则富者愈贪利而不肯为义，贫者日犯禁而不可得止，是世之所以难治也。”② 并在继承孟子的“恒产

① （东汉）班固：《汉书》卷五六，第2520—2521页。

② 苏舆：《春秋繁露义证》，第228—229页。

论”的基础上，提出了“限民名田”的措施，“限民名田，以澹不足，塞并兼之路”①，通过限制豪强地主对于土地的兼并，确保小农拥有部分的土地，来维护汉皇朝的经济基础——小农经济。由于土地兼并的盛行，大量农民破产，他们大多自卖或被卖为豪强地主的奴婢。董仲舒提出了“去奴婢，除专杀之威”②的措施，确保小农经济发展所必需的劳动力。

董仲舒认识到权力与财富的结合容易造成政治的腐败与阶级矛盾的激化，反对官员及其家族进行牟利活动，他以春秋鲁国名臣公仪休为榜样，倡导统治集团放弃求利的活动，倡导重义轻利，让利于民，以移风易俗，“故公仪子相鲁，之其家见织帛，怒而出其妻，食于舍而茹葵，愠而拔其葵，曰：‘吾已食禄，又夺园夫红女利乎！’古之贤人君子在列位者皆如是，是故下高其行而从其教，民化其廉而不贪鄙。及至周室之衰，其卿大夫缓于义而急于利，亡推让之风而有争田之讼。故诗人疾而刺之，曰：‘节彼南山，惟石岩岩，赫赫师尹，民具尔瞻。’尔好义，则民乡仁而俗善；尔好利，则民好邪而俗败。由是观之，天子大夫者，下民之所视效，远方之所四面而内望也。近者视而放之，远者望而效之，岂可以居贤人之位而为庶人行哉！夫皇皇求财利常恐乏匮者，庶人之意也；皇皇求仁义常恐不能化民者，大夫之意也。《易》曰：‘负且乘，致寇至。’

---

① （东汉）班固：《汉书》卷二四上，第1137页。

② （东汉）班固：《汉书》卷二四上，第1137页。

乘车者君子之位也，负担者小人之事也，此言居君子之位而为庶人之行者，其患祸必至也。若居君子之位，当君子之行，则舍公仪休之相鲁，亡可为者矣。”①

汉初，吏多军功，军功爵成为选官的标准。文景时期，天下承平，又采用了“任子制”，应劭曰：“任子令者，《汉仪注》吏二千石以上视事满三年，得任同产若子一人为郎。不以德选，故除之。”② 訾选制，如淳曰：“《汉注》资五百万得为常侍郎。”③ 董仲舒认为这些旧的选官制度所选的富贵子弟未必都是贤能的人，他建议扩大选拔人才的范围，命郡守、列侯、二千石官员每年向中央推荐两名贤能的人，试验其能，若确有能力，加以重用，并赏赐举荐者，若无能力，则对其加以惩罚：

夫长吏多出于郎中、中郎，吏二千石子弟选郎吏，又以富訾，未必贤也。且古所谓功者，以任官称职为差，非谓积日累久也。故小材虽累日，不离于小官；贤材虽未久，不害为辅佐。是以有司竭力尽知，务治其业而以赴功。今则不然。累日以取贵，积久以致官，是以廉耻贸乱，贤不肖浑殽，未得其真。臣愚以为使诸列侯、郡守、二千石各择其吏民之贤者，岁贡各二人以给宿卫，且以

① （东汉）班固：《汉书》卷五六，第 2521 页。
② （东汉）班固：《汉书》卷一一，第 337 页。
③ （东汉）班固：《汉书》卷五〇，第 2307 页。

> 观大臣之能；所贡贤者有赏，所贡不肖者有罚。夫如是，诸侯、吏二千石皆尽心于求贤，天下之士可得而官使也。遍得天下之贤人，则三王之盛易为，而尧舜之名可及也。毋以日月为功，实试贤能为上，量材而授官，录德而定位，则廉耻殊路，贤不肖异处矣。陛下加惠，宽臣之罪，令勿牵制于文，使得切磋究之，臣敢不尽愚！①

在教育方面，他首先提出了“性三品”说，他将人性分为“圣人之性”“斗筲之性”“中民之性”三个层次。圣人生而为善，了解天意，无须进行教育；斗筲之人天生为恶，冥顽不灵，无须教育；中民虽有善性，但必须要通过教育，才能使其内心的善性进一步发挥：

> 圣人之性不可以名性，斗筲之性又不可以名性，名性者，中民之性。中民之性如茧如卵。卵待覆二十日而后能为雏，茧待缫以涫汤而后能为丝，性待渐于教训而后能为善。善，教训之所然也，非质朴之所能至也，故不谓性。性者宜知名矣，无所待而起，生而所自有也。善所自有，则教训已非性也。是以米出于粟，而粟不可谓米；玉出于璞，而璞不可谓玉；善出于性，而性不可谓善。其比多在物者为然，在性者以为不然，何不通于类

① （东汉）班固：《汉书》卷五六，第2512—2513页。

也？卵之性未能作雏也，茧之性未能作丝也，麻之性未能为缕也，粟之性未能为米也。《春秋》别物之理以正其名，名物必各因其真。真其义也，真其情也，乃以为名。名陨石则后其五，退飞则先其六，此皆其真也。圣人于言无所苟而已矣。性者，天质之朴也；善者，王教之化也。无其质，则王教不能化；无其王教，则质朴不能善。质而不以善性，其名不正，故不受也。①

天生民性有善质，而未能善，于是为之立王以善之，此天意也。民受未能善之性于天，而退受成性之教于王。王承天意，以成民之性为任者也。②

教育的内容是儒家的"六经"，《诗》《书》《礼》《易》《乐》《春秋》，并强调全面学习"六经"，而不能偏废：

君子知在位者之不能以恶服人也，是故简六艺以赡养之。《诗》《书》序其志，《礼》《乐》纯其美，《易》《春秋》明其知。六学皆大，而各有所长。《诗》道志，故长于质。《礼》制节，故长于文。《乐》咏德，故长于风。《书》著功，故长于事。《易》本天地，故长于数。《春秋》正是非，故长于治人。能兼得其所长，而不能遍举其详

① 苏舆：《春秋繁露义证》，第 311—313 页。

② 苏舆：《春秋繁露义证》，第 302 页。

也。故人主大节则知暗，大博则业厌。二者异失同贬，其伤必至，不可不察也。是故善为师者，既美其道，有慎其行，齐时早晚，任多少，适疾徐，造而勿趋，稽而勿苦，省其所为，而成其所湛，故力不劳而身大成。此之谓圣化，吾取之。[①]

董仲舒建议在长安设立太学，作为国家权威教育机构，传扬"六经"，培养士人，教化百姓，移风易俗：

故养士之大者，莫大乎太学；太学者，贤士之所关也，教化之本原也。今以一郡一国之众，对亡应书者，是王道往往而绝也。臣愿陛下兴太学，置明师，以养天下之士，数考问以尽其材，则英俊宜可得矣。今之郡守、县令，民之师帅，所使承流而宣化也；故师帅不贤，则主德不宣，恩泽不流。今吏既亡教训于下，或不承用主上之法，暴虐百姓，与奸为市，贫穷孤弱，冤苦失职，甚不称陛下之意。是以阴阳错缪，氛气充塞，群生寡遂，黎民未济，皆长吏不明，使至于此也。[②]

先秦时期，儒家形成了丰富的义利思想，孔子首先提出

---

① 苏舆：《春秋繁露义证》，第35—38。

② （东汉）班固：《汉书》卷五六，第2512页。

了重义轻利的义利观，子曰："饭疏食饮水，曲肱而枕之，乐亦在其中矣。不义而富且贵，于我如浮云。"①对于义利的不同态度成为划分君子与小人的标准，"君子义以为上，君子有勇而无义为乱，小人有勇而无义为盗"②，"君子怀德，小人怀土"③，"见义不为，无勇也"④，"有君子之道四焉：其行己也恭，其事上也敬，其养民也惠，其使民也义"⑤，"见利思义，见危授命，久要不忘平生之言，亦可以为成人矣"⑥。孟子继承并发展了孔子的"义"，他认为义是衡量一切的标准，"惟义所在"，尚义轻利，"孟子见梁惠王，王曰：'叟不远千里而来，亦将有以利吾国乎？'孟子对曰：'王何必曰利，亦有仁义而已矣。王曰何以利吾国，大夫曰何以利吾家，士庶人曰何以利吾身，上下交征利，而国危矣！万乘之国，弑其君者，必千乘之家。千乘之国，弑其君者，必百乘之家。万取千焉，千取百焉，不为不多矣。苟为后义而先利，不夺不厌。未有仁而遗其亲者也，未有义而后其君者也。王亦曰仁义而已矣，何必曰利。"⑦"是君臣父子兄弟终去仁义，怀利以相接，然而不亡者，未之有也。……是君臣父子兄弟去利，怀仁义以相接也，然而不王者，

---

① 程树德：《论语集释》，第465页。
② 程树德：《论语集释》，第1241页。
③ 程树德：《论语集释》，第250页。
④ 程树德：《论语集释》，第134页。
⑤ 程树德：《论语集释》，第326页。
⑥ 程树德：《论语集释》，第972页。
⑦ （清）焦循：《孟子正义》，第35—43页。

未之有也”[①]。伴随着战国兼并战争的激烈进行，荀子开始注重利的重要作用，提出了先义后利、义利兼顾的思想，“先义而后利者荣，先利而后义者辱”[②]，“以义制事，则知所利矣”[③]，“义与利者，人之所两有也。虽尧、舜不能去民之欲利，然而能使其欲利不克其好义也。虽桀、纣亦不能去民之好义”[④]。

董仲舒汲取了先秦诸子的义利思想，尤其是继承了荀子的义利观，提出了义利兼顾，以义为重的思想。董仲舒将义、利与阳、阴结合在一起，义、利具有了一种宇宙属性，“吾以心之名，得人之诚。人之诚，有贪有仁。仁贪之气，两在于身。身之名，取诸天。天两有阴阳之施，身亦两有贪仁之性。天有阴阳禁，身有情欲栣，与天道一也”[⑤]。他并不否认轻视利，指出了义与利存在的客观性，用义来静养心，用利来保养身体，二者不可偏废，但义之意义远大于利，当人的基本利益得到满足之后，必须要用义来制约人的好利之心，“天之生人也，使人生义与利。利以养其体，义以养其心。心不得义不能乐，体不得利不能安。义者心之养也，利者体之养也。体莫贵于心，故养莫重于义，义之养生人大于利。奚以知之？今人大有义而甚无利，虽贫与贱，尚荣其行，以自好而乐生，原宪、

① （清）焦循：《孟子正义》，第825—826页。
② （清）王先谦：《荀子集解》，中华书局1988年版，第58页。
③ （清）王先谦：《荀子集解》，第452页。
④ （清）王先谦：《荀子集解》，第502页。
⑤ 苏舆：《春秋繁露义证》，第294—296页。

曾、闵之属是也。人甚有利而大无义，虽甚富，则羞辱大恶。恶深，祸患重，非立死其罪者，即旋伤殃忧尔，莫能以乐生而终其身，刑戮夭折之民是也。夫人有义者，虽贫能自乐也。而大无义者，虽富莫能自存。吾以此实义之养生人，大于利而厚于财也。民不能知而常反之，皆忘义而殉利，去理而走邪，以贼其身而祸其家。此非其自为计不忠也，则其知之所不能明也。今握枣与错金，以示婴儿，婴儿必取枣而不取金也。握一斤金与千万之珠，以示野人，野人必取金而不取珠也。故物之于人，小者易知也，其于大者难见也。今利之于人小而义之于人大者，无怪民之皆趋利而不趋义也，固其所暗也。圣人事明义，以照耀其所暗，故民不陷。《诗》云：'示我显德行。'此之谓也。先王显德以示民，民乐而歌之以为诗，说而化之以为俗。故不令而自行，不禁而自止，从上之意，不待使之，若自然矣。故曰：圣人天地动、四时化者，非有他也，其见义大故能动，动故能化，化故能大行，化大行故法不犯，法不犯故刑不用，刑不用则尧舜之功德。此大治之道也，先圣传授而复也。故孔子曰：'谁能出不由户，何莫由斯道也。'今不示显德行，民暗于义，不能照，迷于道不能解，固欲大严憯以必正之，直残贼天民而薄主德耳，其势不行。仲尼曰：'国有道，虽加刑，无刑也。国无道，虽杀之，不可胜也。'其所谓有道无道者，示之以显德行与不示尔"①。董仲舒在《春秋繁露·对

① 苏舆：《春秋繁露义证》，第263—266页。

胶西王越大夫不得为仁》用一句话总结了自己的义利观，“仁人者正其道不谋其利，修其理不急其功”①。

董仲舒吸取了秦皇朝“以法为教”而灭亡的历史教训，针对黄老思想缺乏理论体系的漏洞，汲取汉初儒家与黄老家争夺统治思想失败的经验，致力于完善儒家思想体系，创造性地吸收了墨家、法家、黄老家、名家、阴阳五行家的思想与方法，创新性地构建了符合时代要求的“新儒家”思想体系，为解决当时诸多社会政治问题，如加强专制主义中央集权，诸侯王坐大，地方豪强问题，匈奴入侵问题，提供了理论指导。董仲舒以与时俱进的改革精神，实现了传统儒学的创造性转化与创新性发展，终使儒家思想取代黄老思想成为统治思想，齐鲁文化再次进入汉皇朝的宫廷，逐步成为主流文化。当然儒家思想的主流化是一个漫长的过程，但不可否认，董仲舒作为这一思想浪潮的开创者，功不可没。

① 苏舆:《春秋繁露义证》，第268页。

公 孙 弘

公孙弘，淄川国薛人，是中国古代历史上第一位以儒生担任丞相并且封侯的人。年轻的时候学习法令，担任过县中的狱吏，因罪被免职。后来衣食无着，不得已帮人“牧豕”。其年近半百之时，敏锐地觉察到了儒家崛起的趋势，主动放弃了律法之学，研习《春秋》，这成为了他日后飞黄腾达的最重要的资本。建元元年（前 140 年），武帝即位之初，举行贤良文学对策，淄川国举荐年逾花甲的公孙弘参加对策，其对策深得武帝赏识，被任命为博士。后奉命出使匈奴，其奏对不合武帝心意，公孙弘被免官，只得回到家乡薛。

元光五年（前 130 年），武帝再次发布举贤良的诏书，公孙弘在淄川国颇有威望，再次被举荐。此时的公孙弘尚未从上次丢官的事情中恢复，早已对做官心灰意冷，便对淄川相道：“前已尝西，用不能罢，愿更选。”① 但公孙弘依然被淄川相推荐至长安参加对策。

---

① （东汉）班固：《汉书》卷五八，第 2613 页。

当时汉中央从全国选拔了百余人参加对策，汉武帝所出的题目是：

盖闻上古至治，画衣冠，异章服，而民不犯；阴阳和，五谷登，六畜蕃，甘露降，风雨时，嘉禾兴，朱草生，山不童，泽不涸；麟凤在郊薮，龟龙游于沼，河洛出图书；父不丧子，兄不哭弟；北发渠搜，南抚交阯，舟车所至，人迹所及，跂行喙息，咸得其宜。朕甚嘉之，今何道而臻乎此？子大夫修先圣之术，明君臣之义，讲论洽闻，有声乎当世，敢问子大夫：天人之道，何所本始？吉凶之效，安所期焉？禹汤水旱，厥咎何由？仁义礼知四者之宜，当安设施？属统垂业，物鬼变化，天命之符，废兴何如？天文地理人事之纪，子大夫习焉。其悉意正议，详具其对，著之于篇，朕将亲览焉，靡有所隐。①

公孙弘对策道：

臣闻上古尧舜之时，不贵爵赏而民劝善，不重刑罚而民不犯，躬率以正而遇民信也；末世贵爵厚赏而民不劝，深刑重罚而奸不止，其上不正，遇民不信也。夫厚赏重刑未足以劝善而禁非，必信而已矣。是故因能任官，

① （东汉）班固：《汉书》卷五八，第2613—2614页。

则分职治；去无用之言，则事情得；不作无用之器，即赋敛省；不夺民时，不妨民力，则百姓富；有德者进，无德者退，则朝廷尊；有功者上，无功者下，则群臣逡；罚当罪，则奸邪止；赏当贤，则臣下劝：凡此八者，治民之本也。故民者，业之即不争，理得则不怨，有礼则不暴，爱之则亲上，此有天下之急者也。故法不远义，则民服而不离；和不远礼，则民亲而不暴。故法之所罚，义之所去也；和之所赏，礼之所取也。礼义者，民之所服也，而赏罚顺之，则民不犯禁矣。故画衣冠，异章服，而民不犯者，此道素行也。

臣闻之，气同则从，声比则应。今人主和德于上，百姓和合于下，故心和则气和，气和则形和，形和则声和，声和则天地之和应矣。故阴阳和，风雨时，甘露降，五谷登，六畜蕃，嘉禾兴，朱草生，山不童，泽不涸，此和之至也。故形和则无疾，无疾则不夭，故父不丧子，兄不哭弟。德配天地，明并日月，则麟凤至，龟龙在郊，河出图，洛出书，远方之君莫不说义，奉币而来朝，此和之极也。

臣闻之，仁者爱也，义者宜也，礼者所履也，智者术之原也。致利除害，兼爱无私，谓之仁；明是非，立可否，谓之义；进退有度，尊卑有分，谓之礼；擅杀生之柄，通壅塞之途，权轻重之数，论得失之道，使远近情伪必见于上，谓之术：凡此四者，治之本，道之用也，皆当设施，不可废也。得其要，则天下安乐，法设而不用；不得其术，则主蔽于上，官乱于下。此事之情，属统垂业之本也。

臣闻尧遭鸿水，使禹治之，未闻禹之有水也。若汤之旱，则桀之余烈也。桀纣行恶，受天之罚；禹汤积德，以王天下。因此观之，天德无私亲，顺之和起，逆之害生。此天文地理人事之纪。臣弘愚戆，不足以奉大对。①

公孙弘在对策中提出的德政、和合、仁义礼智等思想多为传统儒家的老生常谈，并无新意，自然被列为下等，但武帝很欣赏公孙弘，将其提拔为第一名，“召入见，容貌甚丽，拜为博士，待诏金马门”②。

当时公孙弘已经年逾花甲，始担任博士，难以在众多的官员中得到武帝的重视，他遂以投机的心态上书武帝：

弘复上疏曰：“陛下有先圣之位而无先圣之名，有先圣之名而无先圣之吏，是以势同而治异。先世之吏正，故其民笃；今世之吏邪，故其民薄。政弊而不行，令倦而不听。夫使邪吏行弊政，用倦令治薄民，民不可得而化，此治之所以异也。臣闻周公旦治天下，期年而变，三年而化，五

① （东汉）班固：《汉书》卷五八，第2615—2617页。

② （东汉）班固：《汉书》卷五八，第2617页

年而定。唯陛下之所志。”书奏，天子以册书答曰：“问：弘称周公之治，弘之材能自视孰与周公贤？”弘对曰：“愚臣浅薄，安敢比材于周公！虽然，愚心晓然见治道之可以然也。夫虎豹马牛，禽兽之不可制者也，及其教驯服习之，至可牵持驾服，唯人之从。臣闻揉曲木者不累日，销金石者不累月，夫人之于利害好恶，岂比禽兽木石之类哉？期年而变，臣弘尚窃迟之。”上异其言。①

公孙弘抓住年轻汉武帝有所作为，欲致太平的心理，宣称自己才过周公，是辅助他创建太平盛世的最佳人选，引起了武帝的重视。

元光六年（前129年），公孙弘迎来了仕途的转机，武帝任命他为左内史，秩中二千石，掌管京畿，一跃而成为封疆大吏。元朔三年（前126年），御史大夫张欧退职，公孙弘继任御史大夫。元朔五年，老成持重的丞相薛泽年老退职，公孙弘担任丞相。汉初，往往以军功列侯担任丞相，成为惯例，公孙弘并无侯爵，武帝封其为平津侯，曰：“朕嘉先圣之道，开广门路，宣招四方之士，盖古者任贤而序位，量能以授官，劳大者厥禄厚，德盛者获爵尊，故武功以显重，而文德以行褒。其以高成之平津乡户六百五十封丞相弘为平津侯。”② 以丞相而封

① （东汉）班固：《汉书》卷五八，第2617—2618页。

② （东汉）班固：《汉书》卷五八，第2620页。

侯，自公孙弘始，从此成为汉家制度。

公孙弘10年之内，历任要职，荣登相位，但在政治上少有作为。元光五年，武帝征发巴蜀百姓开辟通往西南夷的道路，巴蜀民众苦不堪命，公孙弘奉命安抚，返回长安向武帝上书，痛陈开通西南夷的弊端，武帝大怒。元朔二年，武帝为了断匈奴左臂，削弱卫氏朝鲜，设置苍海郡，卫青击败匈奴，收复河套平原之后，在其地设置朔方郡。公孙弘从传统儒家观点出发，认为耗费国家大量的财力来经营荒蛮之地毫无意义。武帝派朱买臣就是否设置朔方、苍海二郡，与公孙弘展开辩论。“发十策，弘不得一。”① 公孙弘不得已做出妥协：“山东鄙人，不知其便若是，愿罢西南夷、苍海，专奉朔方。”② 由此可见，公孙弘在为政上颇为保守。

元朔五年，公孙弘为了确保社会治安的稳定，禁止民众携带弓弩，“民不得挟弓弩。十贼彍弩，百吏不敢前，盗贼不辄伏辜，免脱者众，害寡而利多，此盗贼所以蕃也。禁民不得挟弓弩，则盗贼执短兵，短兵接则众者胜。以众吏捕寡贼，其势必得。盗贼有害无利，则莫犯法，刑错之道也。臣愚以为禁民毋得挟弓弩便”③。光禄大夫侍中吾丘寿王反驳道：

臣闻古者作五兵，非以相害，以禁暴讨邪也。安居

① （东汉）班固：《汉书》卷五八，第2619页。
② （东汉）班固：《汉书》卷五八，第2619页。
③ （东汉）班固：《汉书》卷六四上，第2795页。

则以制猛兽而备非常，有事则以设守卫而施行阵。及至周室衰微，上无明王，诸侯力政，强侵弱，众暴寡，海内抏敝，巧诈并生。是以知者陷愚，勇者威怯，苟以得胜为务，不顾义理。故机变械饰，所以相贼害之具不可胜数。于是秦兼天下，废王道，立私议，灭《诗》《书》而首法令，去仁恩而任刑戮，堕名城，杀豪桀，销甲兵，折锋刃。其后，民以耰鉏棰梃相挞击，犯法滋众，盗贼不胜，至于赭衣塞路，群盗满山，卒以乱亡。故圣王务教化而省禁防，知其不足恃也。

今陛下昭明德，建太平，举俊材，兴学官，三公有司或由穷巷，起白屋，裂地而封，宇内日化，方外乡风，然而盗贼犹有者，郡国二千石之罪，非挟弓弩之过也。《礼》曰男子生，桑弧蓬矢以举之，明示有事也。孔子曰："吾何执？执射乎？"大射之礼，自天子降及庶人，三代之道也。《诗》云"大侯既抗，弓矢斯张，射夫既同，献尔发功"，言贵中也。愚闻圣王合射以明教矣，未闻弓矢之为禁也。且所为禁者，为盗贼之以攻夺也。攻夺之罪死，然而不止者，大奸之于重诛固不避也。臣恐邪人挟之而吏不能止，良民以自备而抵法禁，是擅贼威而夺民救也。窃以为无益于禁奸，而废先王之典，使学者不得习行其礼，大不便。[①]

① （东汉）班固：《汉书》卷六四上，第2795—2797页。

公孙弘虽然精通《春秋》，但他算不上一流的儒学家，其奏疏中多是沿袭前儒的观点，在儒学理论体系的构筑上并无多少贡献，《汉书·艺文志》记载其著作仅有《公孙弘十篇》(已散佚)，亦未知名，难以与同时代的董仲舒相比肩。但他身居相位，利用手中的政治权力，将儒学与政治进一步结合，从制度上进一步促进了儒学的独尊，在儒学的发展历程中具有自己的独特地位。元朔五年，公孙弘上书武帝，提出设立博士弟子制度：

闻三代之道，乡里有教，夏曰校，殷曰庠，周曰序。其劝善也，显之朝廷；其惩恶也，加之刑罚。故教化之行也，建首善自京师始，由内及外。今陛下昭至德，开大明，配天地，本人伦，劝学兴礼，崇化厉贤，以风四方，太平之原也。古者政教未洽，不备其礼，请因旧官而兴焉。为博士官置弟子五十人，复其身。太常择民年十八以上仪状端正者，补博士弟子。郡国县官有好文学，敬长上，肃政教，顺乡里，出入不悖，所闻，令相长丞上属所二千石。二千石谨察可者，常与计偕，诣太常，得受业如弟子。一岁皆辄课，能通一艺以上，补文学掌故缺；其高第可以为郎中，太常籍奏。即有秀才异等，辄以名闻。其不事学若下材，及不能通一艺，辄罢之，而请诸能称者。臣谨案诏书律令下者，明天人分际，通古今之义，文章尔雅，训辞深厚，恩施甚美。小吏浅闻，弗

> 能究宣，亡以明布谕下。以治礼掌故以文学礼义为官，迁留滞。请选择其秩比二百石以上及吏百石通一艺以上补左右内史、大行卒史，比百石以下补郡太守卒史，皆各二人，边郡一人。先用诵多者，不足，择掌故以补中二千石属，文学掌故补郡属，备员。请著功令。它如律令。①

公孙弘开启了儒学与利禄之路的结合，博士弟子制度为儒生提供了稳定的入仕途径，大批的博士弟子成为儒学传承与发展的重要动力，“博士弟子的主体是青春的，是一个具有蓬勃生命激情的知识团队，是承载着国家意志的学术精英”②。大批的儒生通过这一制度进入到了汉皇朝的各级政府当中，极大地改善了各级政府官吏的构成，“彬彬多文学之士矣”③。此一制度在促进儒学的独尊以及在移风易俗方面都具有重要的意义，“置博士弟子员在开天下之尊经化俗的风气方面具有无比的优越性”④。

董仲舒首倡以“《春秋》决狱”，以经术缘饰司法，指出了“《春秋》决狱”的原则即“原心定罪”，强调人的主观动

---

① （东汉）班固：《汉书》卷八八，第3593—3594页。

② 王洪军：《汉代博士弟子的政治使命和道术传播》，《学习与探索》2009年第4期。

③ （东汉）班固：《汉书》卷八八，第3596页。

④ 郜积意、黄珊：《论置博士弟子员与意识形态的关系》，《福建论坛》1998年第3期。

机，“春秋之听狱也，必本其事而原其志。志邪者不待成，首恶者罪特重，本直者其论轻。是故逄丑父当斫，而辕涛涂不宜执，鲁季子追庆父，而吴季子释阖庐。此四者罪同异论，其本殊也。俱欺三军，或死或不死；俱弑君，或诛或不诛。听讼折狱，可无审耶！故折狱而是也，理益明，教益行。折狱而非也，暗理迷众，与教相妨。教，政之本也。狱，政之末也。其事异域，其用一也，不可不以相顺，故君子重之也。”① 并将其思想与具体的狱案相结合创作了《春秋决狱》一书，“故胶西相董仲舒老病致仕，朝廷每有政议，数遣廷尉张汤亲至陋巷，问其得失。于是作《春秋决狱》二百三十二事，动以经对，言之详矣”②。《春秋决狱》即《汉书·艺文志》所载的《公羊董仲舒治狱》。但董仲舒的“《春秋》决狱”思想仅限于理论层面上，加之，其官仅至江都王相、胶西王相，其思想在司法领域内的影响毕竟有限。公孙弘是狱吏出身，明习律令，后习《春秋》，具有了儒法两家的知识背景，进入中央后，历任三公要职，努力将“《春秋》决狱”深入到司法领域，“习文法吏事，缘饰以儒术”③，深得武帝的赏识，廷尉张汤便以公孙弘为师。“通过引经决狱，经学刑德观进一步法律化，成为定罪量刑的根据。它使法律规范和经学思想相统一，引礼入法，礼法结合，这样就使儒家礼所规范指导下的宗法伦理观念取得了法律

① 苏舆：《春秋繁露义证》，第92—94页。
② （南朝宋）范晔：《后汉书》卷四八，第1612页。
③ （东汉）班固：《汉书》卷五八，第2618页。

上的承认。礼之内容在法律上的集中体现，德主刑辅逐渐成为后世封建立法的指导思想，它对后世封建法律制度的制定，缓和社会矛盾，维系社会稳定都产生了深远的影响。”①

“弘奏事，有所不可，不肯庭辩。常与主爵都尉汲黯请间，黯先发之，弘推其后，上常说，所言皆听，以此日益亲贵。尝与公卿约议，至上前，皆背其约以顺上指。汲黯庭诘弘曰：‘齐人多诈而无情，始为与臣等建此议，今皆背之，不忠。’上问弘，弘谢曰：‘夫知臣者以臣为忠，不知臣者以臣为不忠。’上然弘言。左右幸臣每毁弘，上益厚遇之。”②公孙弘性格圆滑，在廷议的时候，不肯当面与武帝辩争，就算不得已与群臣一起劝谏时，他总是违背先前的约定，顺从武帝之意，颇得武帝赏识。直臣汲黯当着武帝的面斥责公孙弘多诈，武帝身边的大臣也多指责公孙弘，但武帝依然很赏识他。

武帝时代，官僚贵族奢侈浮华，兼并土地，世风日坏，武帝初年的丞相武安侯田蚡“由此滋骄，治宅甲诸第，田园极膏腴，市买郡县器物相属于道。前堂罗钟鼓，立曲旃；后房妇女以百数。诸奏珍物狗马玩好，不可胜数”③。丞相乐安侯李蔡甚至连孝景帝园陵的土地也敢侵吞，“元狩五年，坐以丞相侵卖园陵道壖地，自杀”④。冠军侯霍去病，“其从军，上为遣太官

① 汪荣：《汉代司法中的经义决狱新论》，《求索》2009 年第 6 期。
② （东汉）班固：《汉书》卷五八，第 2619 页。
③ （东汉）班固：《汉书》卷五二，第 2380 页。
④ （东汉）班固：《汉书》卷一七，第 644 页。

赍数十乘，既还，重车余弃粱肉，而士有饥者。其在塞外，卒乏粮，或不能自振，而去病尚穿域蹋鞠也。事多此类”[①]。公孙弘为了纠正世风，力行节俭，每顿饭仅有一个肉菜，主食是刚刚脱皮的粗粟饭，为百官之表率，“食一肉，脱粟饭，故人宾客仰衣食，俸禄皆以给之，家无所余”[②]。以致引起了汲黯的斥责，“汲黯曰：‘弘位在三公，俸禄甚多，然为布被，此诈也。’上问弘，弘谢曰：‘有之。夫九卿与臣善者无过黯，然今日庭诘弘，诚中弘之病。夫以三公为布被，诚饰诈欲以钓名。且臣闻管仲相齐，有三归，侈拟于君，桓公以霸，亦上僭于君。晏婴相景公，食不重肉，妾不衣丝，齐国亦治，亦下比于民。今臣弘位为御史大夫，为布被，自九卿以下至于小吏无差，诚如黯言。且无黯，陛下安闻此言？’上以为有让，愈益贤之。”[③]公孙弘以长者之风待之，反而称赞汲黯，强调自己身为三公故作俭约为百官表率，赢得了武帝的宠信。公孙弘还积极践行儒家“孝”的思想，事后母至孝，他为后母服丧三年，以孝而名震朝野。公孙弘的行为虽然不排除有激发之行的可能，但在侈靡之风日盛的武帝时期，有此激发之行亦属难能可贵。汉平帝追思武帝之功臣，为纠风正俗，下诏褒扬公孙弘：“汉兴以来，股肱在位，身行俭约，轻财重义，未有若公孙弘者也。位在宰相封侯，而为布被脱粟之饭，俸禄以给故人宾客，无有所余，

① （东汉）班固：《汉书》卷五五，第2488页。
② （东汉）班固：《汉书》卷五八，第2621页。
③ （东汉）班固：《汉书》卷五八，第2620页。

可谓减于制度，而率下笃俗者也，与内富厚而外为诡服以钓虚誉者殊科。夫表德章义，所以率世厉俗，圣王之制也。其赐弘后子孙之次见为嫡者，爵关内侯，食邑三百户。”①

公孙弘亦有阴暗的一面，他不肯屈居人下，睚眦必报，外宽内忌，虽表面上善待他人，一有机会便会报复。主父偃以“推恩令”得到武帝的赏识，一年四迁，大有取代他的势头，引起公孙弘的妒忌。后主父偃因收受贿赂而被抓，汉武帝惜其才，但在公孙弘的坚持下，主父偃被族灭。

公孙弘与董仲舒有仇怨，汉武帝的弟弟胶西王刘端多次设计陷害胶西国的官员，以至于官员们以到胶西国去任职为畏途。元朔五年，武帝与群臣讨论胶西国相的人选，公孙弘试图借刘端之手杀掉董仲舒，向武帝盛赞董仲舒是担任胶西国相的最佳人选。但董仲舒以其渊博的学识，强大的人格魅力，感化了刘端。董仲舒最终辞官归乡。

公孙弘自然不会放过屡次斥责自己的汲黯。右内史府聚集着大量的列侯、贵戚、豪强，他们桀骜难治，破坏法令，治安极差，数位右内史被免职。公孙弘上书武帝：“右内史界部中多贵人宗室，难治，非素重臣弗能任，请徙黯为右内史。”②汲黯却以出色的才能将右内史治理得井井有条。

元朔六年，淮南王刘安、衡山王刘赐谋反案发，公孙弘

① （东汉）班固：《汉书》卷五八，第2624页。

② （东汉）班固：《汉书》卷五〇，第2319页。

作为丞相负有相关责任，向武帝战战兢兢地提出了辞职：

臣闻天下通道五，所以行之者三。君臣、父子、夫妇、长幼、朋友之交，五者天下之通道也；仁、知、勇三者，所以行之也。故曰“好问近乎知，力行近乎仁，知耻近乎勇：知此三者，知所以自治；知所以自治，然后知所以治人。”未有不能自治而能治人者也。陛下躬孝弟，监三王，建周道，兼文武，招徕四方之士，任贤序位，量能授官，将以厉百姓劝贤材也。今臣愚驽，无汗马之劳，陛下过意擢臣弘卒伍之中，封为列侯，致位三公。臣弘行能不足以称，加有负薪之疾，恐先狗马填沟壑，终无以报德塞责。愿归侯，乞骸骨，避贤者路。①

武帝不仅没有应允，反而赐给了他医药、牛、酒、布帛，以80岁高龄死于丞相任上。其子公孙度继承了平津侯爵，官至山阳太守，“元封四年，坐为山阳太守诏征巨野令史成不遣，完为城旦”②。

公孙弘于知天命之年研读《春秋》，以文法缘饰儒术，得到武帝赏识，被推上丞相高位，受封平津侯，为天下的士人树立了一个榜样，只要研读经学就能步入仕途。公孙弘为相

① （东汉）班固：《汉书》卷五八，第2621—2622页。

② （东汉）班固：《汉书》卷一八，第687页。

之后，丞相的权力与地位难以与汉初相比，专制皇权已经全面确立，在政治上，设立“内朝”，将丞相排挤出决策层，颁布“推恩令”打击诸侯王，设置州刺史，打击地方豪强；在经济上，实行算缗、告缗、盐铁酒官营，设立均输平准；在军事上，设立八校尉，期门羽林军。公孙弘难以在政治上有所作为，只得战战兢兢，如履薄冰，逢迎皇权，以求善终。公孙弘在儒家理论上虽无创新，但他身为丞相，极力促成儒家与现实政治的结合，将儒家的理论应用到司法领域，并设立博士弟子制度，开创儒家的“利禄之路”，并身体力行，践行俭约与孝的理念，促进了齐鲁文化的主流化。

兒　宽

兒宽，千乘郡人，千乘在西汉长期隶属于齐国，他先是跟从欧阳生学习《尚书》，后被郡国选拔到太学，跟从博士孔安国学习《尚书》。“贫无资用，尝为弟子都养。时行赁作，带经而锄，休息辄读诵，其精如此。”① “以射策为掌故”，后来因功劳补任廷尉文学卒史。兒宽宽厚温良，善写文章，但是勇毅不足，口才较差。当时张汤担任廷尉，重用文法吏，而儒生兒宽在他们中间显得有些格格不入，不被看重，仅任命他为从史，到北地郡管理廷尉府的牲畜。回到廷尉府上交畜簿时，恰巧碰到廷尉裁决的一件疑案被武帝第二次退回，张汤与掾史们一筹莫展。兒宽重新拟了一篇奏章，呈给张汤。张汤看后大惊，召见兒宽，任命他为廷尉掾。将兒宽的奏章呈上，武帝同意。第二天，武帝见到张汤，问曰：“前奏非俗吏所及，谁为之者？”张汤回答是兒宽。武帝曰：“吾固闻之久矣。”② 张汤更加重视兒

① （东汉）班固：《汉书》卷五八，第 2628 页。
② （东汉）班固：《汉书》卷五八，第 2629 页。

宽，任命他为奏谳掾，兒宽以经义判决疑狱，将儒家思想深入到司法实践中。张汤担任御史大夫后，兒宽也担任侍御史。因以《尚书》回答武帝提出的一个问题，被提拔为中大夫，后升任左内史。

兒宽在左内史任上践行“德主刑辅”的儒家理念，大行仁政，深得民心，取得了突出的政绩，“宽既治民，劝农业，缓刑罚，理狱讼，卑体下士，务在于得人心；择用仁厚士，推情与下，不求名声，吏民大信爱之。宽表奏开六辅渠，定水令以广溉田。收租税，时裁阔狭，与民相假贷，以故租多不入。后有军发，左内史以负租课殿，当免。民闻当免，皆恐失之，大家牛车，小家担负，输租繦属不绝，课更以最。上由此愈奇宽”①。

元封元年（前 110 年），武帝想要仿效古代帝王巡狩封禅泰山，50 多位儒生各持己见，始终未能制定出封禅礼仪。武帝征求兒宽的意见，兒宽认为：“陛下躬发圣德，统楫群元，宗祀天地，荐礼百神，精神所乡，征兆必报，天地并应，符瑞昭明。其封泰山，禅梁父，昭姓考瑞，帝王之盛节也。然享荐之义，不著于经，以为封禅告成，合祛于天地神祇，祇戒精专以接神明。总百官之职，各称事宜而为之节文。唯圣王所由，制定其当，非群臣之所能列。今将举大事，优游数年，使群臣得人自尽，终莫能成。唯天子建中和之极，兼总条贯，金声而

① （东汉）班固：《汉书》卷五八，第 2630 页。

玉振之，以顺成天庆，垂万世之基。”[1] 强调封禅礼仪的制定需要皇帝的圣明独断，不需要这些儒生们的议论，这一席话解决了武帝的困扰，同时也符合了武帝乾坤独断的心态。武帝“乃自制仪，采儒术以文焉”[2]，完成了封禅礼仪的制定。

后来兒宽被任命为御史大夫，并跟随武帝封禅泰山，参与这一旷世盛典，便写了一篇祝寿文，献给武帝：

> 臣闻三代改制，属象相因。间者圣统废绝，陛下发愤，合指天地，祖立明堂辟雍，宗祀泰一，六律五声，幽赞圣意，神乐四合，各有方象，以丞嘉祀，为万世则，天下幸甚。将建大元本瑞，登告岱宗，发祉阍门，以候景至。癸亥宗祀，日宣重光；上元甲子，肃邕永享。光辉充塞，天文粲然，见象日昭，报降符应。臣宽奉觞再拜，上千万岁寿。[3]

后来，兒宽与司马迁等人共同修改历法，制成《太初历》，在天文学上取得了较高的成就。兒宽担任了 9 年御史大夫，在专制皇权之下，明哲保身，自保避祸，“以称意任职，故久无有所匡谏于上，官属易之”[4]。后死于任上。兒宽在儒学

① （东汉）班固：《汉书》卷五八，第 2630—2631 页。

② （东汉）班固：《汉书》卷五八，第 2631 页。

③ （东汉）班固：《汉书》卷五八，第 2632 页。

④ （东汉）班固：《汉书》卷五八，第 2633 页。

理论上虽无创新，《汉书·艺文志》记有《兒宽》9篇，后佚失，但他将儒家思想与政治实践相结合，将“德主刑辅”的儒家理念贯彻到治民之中，推行仁政，并以儒家古义来解决疑难案件，将儒家理念作为重要的司法原则，为儒家的独尊、齐鲁文化的主流化做出了一定的贡献。

主 父 偃

主父偃，齐国临淄人。早年学习长短纵横术，试图游说于诸侯之间，但此时专制皇权已经确立，儒家势力业已抬头，主父偃后来紧抓时代脉搏，学习《易》《春秋》，以及诸子百家之言，其思想比较驳杂。因其不善处理人际关系，加之学说复杂，受到了齐国“诸子”们的排挤。他一时极度困顿，“家贫，假贷无所得，北游燕、赵、中山，皆莫能厚，客甚困”①。他感到在专制皇权之下在诸侯王那里很难找到自己施展才能的机会，元光元年（前 134 年）来到长安，拜见大将军卫青。卫青数次上书推荐，武帝没有答复。久而久之，主父偃的资财已经用尽，诸侯及其宾客们都讨厌他，无奈之下，主父偃径直向武帝上书，共谏 9 事，《汉书 · 主父偃传》中详细记载了其“谏伐匈奴”事，曰：

臣闻明主不恶切谏以博观，忠臣不避重诛以直谏，

① （东汉）班固：《汉书》卷六四上，第 2798 页。

是故事无遗策而功流万世。今臣不敢隐忠避死，以效愚计，愿陛下幸赦而少察之。

《司马法》曰："国虽大，好战必亡；天下虽平，忘战必危。"天下既平，天子大恺，春蒐秋狝，诸侯春振旅，秋治兵，所以不忘战也。且怒者逆德也，兵者凶器也，争者末节也。古之人君一怒必伏尸流血，故圣王重行之。夫务战胜，穷武事，未有不悔者也。

昔秦皇帝任战胜之威，蚕食天下，并吞战国，海内为一，功齐三代。务胜不休，欲攻匈奴，李斯谏曰："不可。夫匈奴无城郭之居，委积之守，迁徙鸟举，难得而制。轻兵深入，粮食必绝；运粮以行，重不及事。得其地，不足以为利；得其民，不可调而守也。胜必弃之，非民父母。靡敝中国，甘心匈奴，非完计也。"秦皇帝不听，遂使蒙恬将兵而攻胡，却地千里，以河为境。地固泽卤，不生五谷，然后发天下丁男以守北河。暴兵露师十有余年，死者不可胜数，终不能逾河而北。是岂人众之不足，兵革之不备哉？其势不可也。又使天下飞刍挽粟，起于黄、腄、琅邪负海之郡，转输北河，率三十钟而致一石。男子疾耕不足于粮饷，女子纺绩不足于帷幕。百姓靡敝，孤寡老弱不能相养，道死者相望，盖天下始叛也。

及至高皇帝定天下，略地于边，闻匈奴聚代谷之外而欲击之。御史成谏曰："不可。夫匈奴，兽聚而鸟散，从之如搏影，今以陛下盛德攻匈奴，臣窃危之。”高帝不听，遂至代谷，果有平城之围。高帝悔之，乃使刘敬往结和亲，然后天下亡干戈之事。

故兵法曰：“兴师十万，日费千金。”秦常积众数十万人，虽有覆军杀将，系虏单于，适足以结怨深仇，不足以偿天下之费。夫匈奴行盗侵驱，所以为业，天性固然。上自虞夏殷周，固不程督，禽兽畜之，不比为人。夫不上观虞夏殷周之统，而下循近世之失，此臣之所以大恐，百姓所疾苦也。且夫兵久则变生，事苦则虑易。使边境之民靡敝愁苦，将吏相疑而外市，故尉佗、章邯得成其私，而秦政不行，权分二子，此得失之效也。故《周书》曰：“安危在出令，存亡在所用。”愿陛下孰计之而加察焉。①

主父偃从历史到现实，极力论证征伐匈奴乃是劳民伤财之举，虽然此事不符合武帝的心意，但毕竟是为了汉皇朝的长远利益考虑，深得武帝的赏识，“朝奏，暮召入见，所言九事，其八事为律令”②。武帝对其言听计从，一年之内四升其官，郎中、谒者、中郎、中大夫，成为武帝的宠臣。

主父偃深感武帝的知遇之恩，凭其所学，竭力为武帝服务，将儒家思想应用到政治实践之中。主父偃上书提出“推恩

---

① （东汉）班固：《汉书》卷六四上，第2799—2801页。

② （东汉）班固：《汉书》卷六四上，第2798页。

令”，“古者诸侯地不过百里，强弱之形易制。今诸侯或连城数十，地方千里，缓则骄奢易为淫乱，急则阻其强而合从以逆京师。今以法割削，则逆节萌起，前日朝错是也。今诸侯子弟或十数，而嫡嗣代立，余虽骨肉，无尺地之封，则仁孝之道不宣。愿陛下令诸侯得推恩分子弟，以地侯之。彼人人喜得所愿，上以德施，实分其国，必稍自销弱矣。”①“于是上乃厚诸侯之礼，省有司所奏诸侯事，加亲亲之恩焉。其后更用主父偃谋，令诸侯以私恩自裂地分其子弟，而汉为定制封号，辄别属汉郡。汉有厚恩，而诸侯地稍自分析弱小云”②。主父偃利用儒家所提倡的“仁孝之道”解决宗室贵族内部财产与权力的再分配问题。“推恩令”得到实施后，业已衰落的诸侯王国被大量的王子侯国所分割，诸侯王再也无力挑战中央了。

主父偃总结了汉前期的迁豪政策，提出迁徙豪民于长安附近的茂陵，“茂陵初立，天下豪杰兼并之家，乱众民，皆可徙茂陵，内实京师，外销奸猾，此所谓不诛而害除”③。“他的建议正值地方豪强兼并之家势力蒸蒸日上之时，武帝采纳他的建议，使此一政策进一步强化，增强了打击豪强兼并之家的力度。”④

元朔二年（前127年），卫青采用大迂回包抄战术率军击

---

① （东汉）班固：《汉书》卷六四上，第2802页。

② （东汉）班固：《汉书》卷五三，第2425页。

③ （东汉）班固：《汉书》卷六四上，第2802页。

④ 安作璋、王志民主编：《齐鲁文化通史·秦汉卷》，中华书局2004年版，第169页。

败匈奴楼烦王、白羊王，收复河套地区，汉军将防线北推至黄河一线，主父偃抓住武帝志灭匈奴的心理，上书请求设置朔方郡，修筑朔方城，作为攻灭匈奴的基地，“偃盛言朔方地肥饶，外阻河，蒙恬筑城以逐匈奴，内省转输戍漕，广中国，灭胡之本也。上览其说，下公卿议，皆言不便。公孙弘曰：‘秦时尝发三十万众筑北河，终不可就，已而弃之。’朱买臣难诎弘，遂置朔方，本偃计也”①。朔方郡的设置和朔方城的修筑，极大地巩固了汉皇朝的北部边防。

主父偃的上奏愈加符合武帝的心意，成为武帝对付诸侯王的一把利剑。此时燕王刘定国“与父康王姬奸，生子男一人。夺弟妻为姬。与子女三人奸”②。主父偃告发了燕王的乱伦行为，燕国被废，国除为郡。武帝又注意到了极为富庶的齐国，主父偃乘机上书：“齐临淄十万户，市租千金，人众殷富，巨于长安，非天子亲弟爱子不得王此。今齐王于亲属益疏。”③此时的齐王刘次昌与自己的姐姐纪翁主乱伦，“太后取其弟纪氏女为王后，王不爱。纪太后欲其家重宠，令其长女纪翁主入王宫正其后宫无令得近王，欲令爱纪氏女。王因与其姊翁主奸”④。于是武帝任命主父偃为齐相，负责审理此案。主父偃到达齐国后，“急治王后宫宦者为王通于姊翁主所者，辞及王。

① （东汉）班固：《汉书》卷六四上，第2803页。
② （东汉）班固：《汉书》卷三五，第1903页。
③ （东汉）班固：《汉书》卷三八，第2000页。
④ （东汉）班固：《汉书》卷三八，第1999页。

王年少，惧以罪为吏所执诛，乃饮药自杀”①。主父偃眨眼之间为武帝除去两个东方大国，诸侯们都惧怕他，大臣们慑于他的权威，纷纷贿赂他。有人认为主父偃太过横暴，需要收敛，主父偃却认为：“臣结发游学四十余年，身不得遂，亲不以为子，昆弟不收，宾客弃我，我厄日久矣。丈夫生不五鼎食，死则五鼎烹耳！吾日暮，故倒行逆施之。”②被任命为齐相之后，“至齐，遍召昆弟宾客，散五百金予之，数曰：‘始吾贫时，昆弟不我衣食，宾客不我内门，今吾相齐，诸君迎我或千里。吾与诸君绝矣，毋复入偃之门！’”③主父偃漂泊大半生，一旦得志，便无所顾忌，近乎猖狂，这也就注定了其悲惨的结局。赵王刘彭祖害怕主父偃告发自己，趁他到齐国任职，上书告发他受贿，“恐其为国患，欲上书言其阴事，为偃居中，不敢发。及为齐相，出关，即使人上书，告言主父偃受诸侯金，以故诸侯子弟多以得封者。及齐王自杀，上闻大怒，以为主父劫其王令自杀，乃征下吏治。主父服受诸侯金，实不劫王令自杀”④。武帝怜惜其才能，御史大夫公孙弘因旧怨坚持杀掉主父偃，曰：“齐王自杀无后，国除为郡，入汉，偃本首恶，非诛偃无以谢天下。”⑤武帝终下决心，族灭主父偃。

① （东汉）班固：《汉书》卷三八，第 2000 页。
② （东汉）班固：《汉书》卷六四上，第 2803 页。
③ （东汉）班固：《汉书》卷六四上，第 2803 页。
④ （西汉）司马迁：《史记》卷一一二，第 2962 页。
⑤ （东汉）班固：《汉书》卷六四上，第 2804 页。

主父偃在齐鲁封国“诸子”中较为独特，其思想较为驳杂，充斥着纵横家、儒家、法家的思想，《汉书·艺文志》将其列入纵横家。他以纵横家敏锐的洞察力对汉武帝时期的政治走向有着精准的把握，将儒家思想与汉皇朝的政治现实相结合，以“推恩令”来彻底解决西汉的诸侯王问题，以“迁豪”来打击地方豪强，修筑朔方城来巩固北部边防，为汉皇朝的长治久安做出了重要的贡献。但多年的困顿已经严重扭曲了他的价值观，对于权力与财富的疯狂追求已经侵蚀了他的内心，加之他仅将儒学作为求取名利的工具，缺乏儒家的道德修养，得志之后，肆意妄为，终被诛杀。

魏　相

魏相，字弱翁，济阴定陶人，相传是刘邦功臣魏无知的后代，后迁徙到平陵，济阴郡在西汉长期隶属于梁国。他年少时便学习《易经》，博学多闻，勤奋好学。年轻时担任郡卒史，因颇有才能，被举荐为贤良方正，后被任命为茂陵令。不久，在茂陵发生了一桩伪装御史的案件，被足智多谋的魏相一举识破，“顷之，御史大夫桑弘羊客诈称御史止传，丞不以时谒，客怒缚丞。相疑其有奸，收捕，案致其罪，论弃客市，茂陵大治”①。魏相在茂陵颇有政绩。

后担任河南太守，铁面无私，正直刚强，搏击豪强，颇有政声。丞相车千秋的儿子担任洛阳武库令，车千秋去世，他自感失去政治上的靠山，惧怕魏相治罪，擅自辞官回乡。魏相派人去挽留，但其去意已决。魏相担心这会引起大将军霍光的猜忌，认为自己是趁丞相去世之际，打击其子，曰：“大将军闻此令去官，必以为我用丞相死不能遇其子。使当世贵人非

---

① （东汉）班固：《汉书》卷七四，第3133页。

我，殆矣！”[1] 霍光果然致书责备：“幼主新立，以为函谷京师之固，武库精兵所聚，故以丞相弟为关都尉，子为武库令。今河南太守不深惟国家大策，苟见丞相不在而斥逐其子，何浅薄也！”[2] 后霍光借着别人告发魏相，治其罪。河南郡大量的戍卒百姓上书霍光，请求替魏相赎罪，霍光不允，将魏相关押在廷尉狱中，后遇到大赦，终被赦免，“河南卒戍中都官者二三千人，遮大将军，自言愿复留作一年以赎太守罪。河南老弱万余人守关欲入上书，关吏以闻。大将军用武库令事，遂下相廷尉狱。久系逾冬，会赦出”[3]。昭帝因其才能，任命其为扬州刺史，他严格履行刺史“六条问事”的职责，弹劾了多位不称职的郡国守相。其好友光禄大夫丙吉了解到昭帝准备重用魏相，便写信嘱托他：“朝廷已深知弱翁治行，方且大用矣。愿少慎事自重，藏器于身。”[4] 魏相收敛锋芒，遂再次在政治上崛起，“相心善其言，为霁威严。居部二岁，征为谏大夫，复为河南太守”[5]。

宣帝以皇曾孙继承皇位，重用魏相，任命其为大司农，后又升任御史大夫。霍光死后，宣帝有诛杀霍氏子弟之意，但霍氏集团盘根错节，执掌汉皇朝的军政大权，一时之间难以消

① （东汉）班固：《汉书》卷七四，第3133页。
② （东汉）班固：《汉书》卷七四，第3133—3134页。
③ （东汉）班固：《汉书》卷七四，第3134页。
④ （东汉）班固：《汉书》卷七四，第3134页。
⑤ （东汉）班固：《汉书》卷七四，第3134页。

灭，便先安抚其心，“上思其功德，以其子禹为右将军，兄子乐平侯山复领尚书事”[①]。魏相为躲避霍氏耳目，通过外戚平恩侯许嘉上书宣帝，以《春秋》之义来劝说剪除霍氏的必要性，曰：“《春秋》讥世卿，恶宋三世为大夫，及鲁季孙之专权，皆危乱国家。自后元以来，禄去王室，政由冢宰。今光死，子复为大将军，兄子秉枢机，昆弟诸婿据权势，在兵官。光夫人显及诸女皆通籍长信宫，或夜诏门出入，骄奢放纵，恐寖不制。宜有以损夺其权，破散阴谋，以固万世之基，全功臣之世。”[②]坚定了宣帝诛杀霍氏的决心。“又故事诸上书者皆为二封，署其一曰副，领尚书者先发副封，所言不善，屏去不奏。相复因许伯白，去副封以防雍蔽。”[③]魏相又上书宣帝废除正副上书制度，以便群臣绕过霍氏控制的尚书台直接上书宣帝。宣帝任命魏相为给事中，得以进入内朝参与决策。在魏相的辅佐下，宣帝相继以明升暗降的方式剥夺了霍氏亲族的军权，任用许、史外戚掌握兵权，“乃徙光女婿度辽将军未央卫尉平陵侯范明友为光禄勋，次婿诸吏中郎将羽林监任胜出为安定太守。数月，复出光姊婿给事中光禄大夫张朔为蜀郡太守，群孙婿中郎将王汉为武威太守。顷之，复徙光长女婿长乐卫尉邓广汉为少府。更以禹为大司马，冠小冠，亡印绶，罢其右将军屯兵官属，特使禹官名与光俱大司马者。又收范明友度辽将军印绶，但为光

① （东汉）班固：《汉书》卷七四，第 3134 页。

② （东汉）班固：《汉书》卷七四，第 3135 页。

③ （东汉）班固：《汉书》卷七四，第 3135 页。

禄勋。及光中女婿赵平为散骑骑都尉光禄大夫将屯兵，又收平骑都尉印绶。诸领胡越骑、羽林及两宫卫将屯兵，悉易以所亲信许、史子弟代之”①。丞相韦贤以年老辞官就第，魏相继任丞相，封高平侯，食邑八百户。霍氏子弟对魏相恨之入骨，密谋斩杀魏相，废黜宣帝，拥立霍禹为帝，“山曰：‘丞相擅减宗庙羔、兔、蛙，可以此罪也。’谋令太后为博平君置酒，召丞相、平恩侯以下，使范明友、邓广汉承太后制引斩之，因废天子而立禹。”②事情被发觉，霍氏家族被灭，“会事发觉，云、山、明友自杀，显、禹、广汉等捕得。禹要斩，显及诸女昆弟皆弃市。唯独霍后废处昭台宫。与霍氏相连坐诛灭者数千家”③。此后宣帝正式亲政，魏相辅佐宣帝，简拔贤能，督察众臣，深得宣帝信任，“宣帝始亲万机，厉精为治，练群臣，核名实，而相总领众职，甚称上意”④。

董仲舒吸收先秦法、道、阴阳五行、墨家思想，于《公羊春秋》中首倡阴阳灾异之说，成为其“天人感应”思想的重要组成部分。魏相在儒家理论方面颇有创新之处，他创新性地将阴阳灾异思想引入《易经》，“魏相在易学和政治伦理思想上的结合是独具特色、自成一体且具有开风气先的作用”⑤。魏相

① （东汉）班固：《汉书》卷六八，第2952—2953页。
② （东汉）班固：《汉书》卷六八，第2956页。
③ （东汉）班固：《汉书》卷六八，第2956页。
④ （东汉）班固：《汉书》卷七四，第3135页。
⑤ 文平：《魏相易学政治思想论略》，《周易文化研究》2014年刊。

认为当时自然灾害颇多，是由于阴阳不调所致，他引用《易阴阳》《明堂月令》中的内容，以及高祖、文帝、景帝时期的奏疏，论证了天道运转与治理天下的一致性，建议宣帝效法天地自然，阴阳之道，设置司春、司夏、司秋、司冬四个大臣掌管春、夏、秋、冬四季，行春、夏、秋、冬四政，如此则阴阳调和，寒暑宜时，五谷丰登，祥瑞频现，若君主不能施行，必然会引发一系列的灾异与社会问题，具有较强的进步性与批判性：

臣相幸得备员，奉职不修，不能宣广教化。阴阳未和，灾害未息，咎在臣等。臣闻《易》曰："天地以顺动，故日月不过，四时不忒；圣王以顺动，故刑罚清而民服。"天地变化，必由阴阳，阴阳之分，以日为纪。日冬夏至，则八风之序立，万物之性成，各有常职，不得相干。东方之神太昊，乘《震》执规司春；南方之神炎帝，乘《离》执衡司夏；西方之神少昊，乘《兑》执矩司秋；北方之神颛顼，乘《坎》执权司冬；中央之神黄帝，乘《坤》《艮》执绳司下土。兹五帝所司，各有时也。东方之卦不可以治西方，南方之卦不可以治北方。春兴《兑》治则饥，秋兴《震》治则华，冬兴《离》治则泄，夏兴《坎》治则雹。明王谨于尊天，慎于养人，故立羲和之官以乘四时，节授民事。君动静以道，奉顺阴阳，则日月光明，风雨时节，寒暑调和。三者得叙，则灾害不生，

> 五谷熟，丝麻遂，草木茂，鸟兽蕃，民不夭疾，衣食有余。若是，则君尊民说，上下亡怨，政教不违，礼让可兴。夫风雨不时，则伤农桑；农桑伤，则民饥寒；饥寒在身，则亡廉耻，寇贼奸宄所由生也。臣愚以为阴阳者，王事之本，群生之命，自古贤圣未有不由者也。天子之义，必纯取法天地，而观于先圣。高皇帝所述书《天子所服第八》曰："大谒者臣章受诏长乐宫，曰：'令群臣议天子所服，以安治天下。'相国臣何、御史大夫臣昌谨与将军臣陵、太子太傅臣通等议：'春夏秋冬天子所服，当法天地之数，中得人和。故自天子王侯有土之君，下及兆民，能法天地，顺四时，以治国家，身亡祸殃，年寿永究，是奉宗庙安天下之大礼也。臣请法之。中谒者赵尧举春，李舜举夏，兒汤举秋，贡禹举冬，四人各职一时。'大谒者襄章奏，制曰：'可。'"孝文皇帝时，以二月施恩惠于天下，赐孝弟力田及罢军卒，祠死事者，颇非时节。御史大夫晁错时为太子家令，奏言其状。臣相伏念陛下恩泽甚厚，然而灾气未息，窃恐诏令有未合当时者也。愿陛下选明经通知阴阳者四人，各主一时，时至明言所职，以和阴阳，天下幸甚！①

宣帝采纳了他的建议。"魏相灾异谴告的论说虽具有神学的

---

① （东汉）班固：《汉书》卷七四，第3139—3140页。

荒诞性，起着欺骗和麻痹群众的消极作用，但也有一定的积极意义，不能一概抹杀。他千方百计讽谏君主‘奉顺阴阳’，采取改革措施，以达到理想的社会秩序，实质上就是在承认天的权威的前提下，对人的主观能动性给予了充分的重视和强调”①。

元康年间，匈奴内乱不断，加之发生了严重的雪灾，实力大损，乌孙、丁零、乌桓乘机进兵，匈奴大败，“其冬，单于自将万骑击乌孙，颇得老弱，欲还。会天大雨雪，一日深丈余，人民畜产冻死，还者不能什一。于是丁令乘弱攻其北，乌桓入其东，乌孙击其西。凡三国所杀数万级，马数万匹，牛羊甚众。又重以饿死，人民死者什三，畜产什五，匈奴大虚弱，诸国羁属者皆瓦解，攻盗不能理”②。匈奴单于为了扭转不利的局势，派骑兵出击汉在车师屯田的军队。宣帝与赵充国等谋划出兵攻灭匈奴西方的主力，彻底解决西域问题。魏相以儒家阴阳灾异之说劝谏，若集结大军出击匈奴，必为劳民伤财之举，导致民间的愁苦之气增多，破坏了阴阳调和，必然会发生严重的灾疫，曰：“臣闻之，救乱诛暴，谓之义兵，兵义者王；敌加于己，不得已而起者，谓之应兵，兵应者胜；争恨小故，不忍愤怒者，谓之忿兵，兵忿者败；利人土地货宝者，谓之贪兵，兵贪者破；恃国家之大，矜民人之众，欲见威于敌者，谓

① 尤佳：《魏相政治思想初探》，《西南交通大学学报》（社会科学版）2005 年第 3 期。

② （东汉）班固：《汉书》卷九四上，第 3787 页。

之骄兵，兵骄者灭：此五者，非但人事，乃天道也。间者匈奴尝有善意，所得汉民辄奉归之，未有犯于边境，虽争屯田车师，不足致意中。今闻诸将军欲兴兵入其地，臣愚不知此兵何名者也。今边郡困乏，父子共犬羊之裘，食草莱之实，常恐不能自存，难于动兵。'军旅之后，必有凶'，言民以其愁苦之气，伤阴阳之和也。出兵虽胜，犹有后忧，恐灾害之变因此以生。今郡国守相多不实选，风俗尤薄，水旱不时。案今年计，子弟杀父兄、妻杀夫者，凡二百二十二人，臣愚以为此非小变也。今左右不忧此，乃欲发兵报纤介之忿于远夷，殆孔子所谓'吾恐季孙之忧不在颛臾而在萧墙之内'也。愿陛下与平昌侯、乐昌侯、平恩侯及有识者详议乃可。"[①] 宣帝最终打消了出兵的想法。

魏相善于总结历朝大臣的奏章以及汉代的典章制度，与现实政治相结合，总结了 23 事，以期为宣帝提供借鉴，为自己的谏言提供历史的论据。他认为目前的当务之急在于使民以时，轻徭薄赋，曰："臣闻明主在上，贤辅在下，则君安虞而民和睦。臣相幸得备位，不能奉明法，广教化，理四方，以宣圣德。民多背本趋末，或有饥寒之色，为陛下之忧，臣相罪当万死。臣相知能浅薄，不明国家大体，时用之宜，惟民终始，未得所由。窃伏观先帝圣德仁恩之厚，勤劳天下，垂意黎庶，忧水旱之灾，为民贫穷发仓廪，振乏馁；遣谏大夫博士巡行天

① （东汉）班固：《汉书》卷七四，第 3136 页。

下，察风俗，举贤良，平冤狱，冠盖交道；省诸用，宽租赋，弛山泽波池，禁秣马酤酒贮积：所以周急继困，慰安元元，便利百姓之道甚备。臣相不能悉陈，昧死奏故事诏书凡二十三事。臣谨案王法必本于农而务积聚，量入制用以备凶灾，亡六年之畜，尚谓之急。元鼎二年，平原、勃海、太山、东郡溥被灾害，民饿死于道路。二千石不豫虑其难，使至于此，赖明诏振救，乃得蒙更生。今岁不登，谷暴腾踊，临秋收敛犹有乏者，至春恐甚，亡以相恤。西羌未平，师旅在外，兵革相乘，臣窃寒心，宜早图其备。唯陛下留神元元，帅由先帝盛德以抚海内。”① 宣帝采纳了他的主张。

魏相为文法吏出身，治民施政颇有法家风范；精通《易经》，明习汉家制度，在儒学理论上颇有创新之处，将《公羊春秋》学中的阴阳灾异之说引入《易经》之中，“魏相的政治思想是一种带有神学倾向的儒家思想，其中含有天谴说、阴阳灾异等思想元素，这些思想元素与原来的儒学框架融铸为一体，为其政论提供了坚实的理论基础”②。将儒家思想深入到自己的政治实践中，儒法结合，契合于宣帝“霸王道杂之”的治国思想。他以阴阳灾异之说劝谏宣帝使民以时，轻徭薄赋，偃兵劝农，继续执行霍光休养生息的国策，堪称贤相，为西汉皇朝的中兴做出了重要的贡献。班固赞扬道：“近观汉相，高祖

---

① （东汉）班固：《汉书》卷七四，第 3137—3138 页。

② 尤佳：《魏相政治思想初探》，《西南交通大学学报》2005 年第 3 期。

开基，萧、曹为冠，孝宣中兴，丙、魏有声。”① 魏相于神爵三年（前 59 年）死于任上，谥号为宪侯。其子魏弘承袭侯爵，甘露年间因罪被降为关内侯。

① （东汉）班固：《汉书》卷七四，第 3151 页。

丙　吉

丙吉，字少卿，鲁国人。自幼精通律令，担任鲁国狱史，后官至廷尉右监，因罪免官，又做了州从事。武帝末年，发生了巫蛊之祸，丙吉以原廷尉监而被征至长安管理郡邸狱，竭力保护抚育尚在襁褓中的皇曾孙，“武帝末，巫蛊事起，吉以故廷尉监征，诏治巫蛊郡邸狱。时宣帝生数月，以皇曾孙坐卫太子事系，吉见而怜之。又心知太子无事实，重哀曾孙无辜，吉择谨厚女徒，令保养曾孙，置闲燥处。吉治巫蛊事，连岁不决。后元二年，武帝疾，往来长杨、五柞宫，望气者言长安狱中有天子气，于是上遣使者分条中都官诏狱系者，亡轻重一切皆杀之。内谒者令郭穰夜到郡邸狱，吉闭门拒使者不纳，曰：‘皇曾孙在。他人亡辜死者犹不可，况亲曾孙乎！’相守至天明不得入，穰还以闻，因劾奏吉。武帝亦寤，曰：‘天使之也。’因赦天下。郡邸狱系者独赖吉得生，恩及四海矣。曾孙病，几不全者数焉，吉数敕保养乳母加致医药，视遇甚有恩惠，以私财物给其衣食。”①

① （东汉）班固：《汉书》卷七四，第 3142 页。

丙吉得到霍光的赏识，进入其幕府担任大将军长史，后又担任光禄大夫给事中，进入内朝参与决策。昭帝驾崩后，霍光派遣丙吉迎接昌邑王刘贺，“昭帝崩，无嗣，大将军霍光征王贺典丧。玺书曰：‘制诏昌邑王：使行大鸿胪事少府乐成、宗正德、光禄大夫吉、中郎将利汉征王，乘七乘传诣长安邸。’”① 刘贺与霍光争权而被废，“王受皇帝玺绶，袭尊号。即位二十七日，行淫乱。大将军光与群臣议，白孝昭皇后，废贺归故国，赐汤沐邑二千户，故王家财物皆与贺。及哀王女四人各赐汤沐邑千户”②。丙吉极力向霍光、张安世推荐皇曾孙刘病已，曰：“将军事孝武皇帝，受襁褓之属，任天下之寄，孝昭皇帝早崩亡嗣，海内忧惧，欲亟闻嗣主，发丧之日以大义立后，所立非其人，复以大义废之，天下莫不服焉。方今社稷宗庙群生之命在将军之壹举。窃伏听于众庶，察其所言，诸侯宗室在位列者，未有所闻于民间也。而遗诏所养武帝曾孙名病已在掖庭外家者，吉前使居郡邸时见其幼少，至今十八九矣，通经术，有美材，行安而节和。愿将军详大议，参以蓍龟，岂宜褒显，先使入侍，令天下昭然知之，然后决定大策，天下幸甚！”③ 霍光尊立皇曾孙为帝，“遣宗正刘德与吉迎曾孙于掖庭。宣帝初即位，赐吉爵关内侯”④。

① （东汉）班固：《汉书》卷六三，第 2764 页。
② （东汉）班固：《汉书》卷六三，第 2765 页。
③ （东汉）班固：《汉书》卷七四，第 3143 页。
④ （东汉）班固：《汉书》卷七四，第 3143 页。

地节三年（前67年），丙吉担任太子太傅，后升任御史大夫，丙吉从不在别人的面前炫耀自己的功劳。当时，掖庭有一个叫则的宫婢令丈夫上书提及自己当年对宣帝的养护之恩，丙吉当年的功劳才被发现，宣帝报功酬劳，封其为博阳侯，魏相死后，代为丞相，“是时，掖庭宫婢则令民夫上书，自陈尝有阿保之功。章下掖庭令考问，则辞引使者丙吉知状。掖庭令将则诣御史府以视吉。吉识，谓则曰：‘汝尝坐养皇曾孙不谨督笞，汝安得有功？独渭城胡组、淮阳郭徵卿有恩耳。’分别奏组等共养劳苦状。诏吉求组、徵卿，已死，有子孙，皆受厚赏。诏免则为庶人，赐钱十万。上亲见问，然后知吉有旧恩，而终不言。上大贤之，制诏丞相：‘朕微眇时，御史大夫吉与朕有旧恩，厥德茂焉。《诗》不云乎？亡德不报。其封吉为博阳侯，邑千三百户。’临当封，吉疾病，上将使人加绋而封之，及其生存也。上忧吉疾不起，太子太傅夏侯胜曰：‘此未死也。臣闻有阴德者，必飨其乐以及子孙。今吉未获报而疾甚，非其死疾也。’后病果愈。吉上书固辞，自陈不宜以空名受赏。上报曰：‘朕之封君，非空名也，而君上书归侯印，是显朕之不德也。方今天下少事，君其专精神，省思虑，近医药，以自持。’后五岁，代魏相为丞相”①。

丙吉为狱吏出身，后习《礼》《诗》，为官并不苛刻，担任丞相后，更是践行儒家的宽仁理念，约法省禁，并主动放弃了

① （东汉）班固：《汉书》卷七四，第3144—3145页。

丞相的司法权，“吉本起狱法小吏，后学《诗》《礼》，皆通大义。及居相位，上宽大，好礼让。掾史有罪赃，不称职，辄予长休告，终无所案验。客或谓吉曰：‘君侯为汉相，奸吏成其私，然无所惩艾。’吉曰：‘夫以三公之府有案吏之名，吾窃陋焉。’后人代吉，因以为故事，公府不案吏，自吉始”①。

丙吉对自己的属吏颇为宽仁，驾车小吏醉酒吐在了车上，丙吉没有惩治他，终得小吏报答，“于官属掾史，务掩过扬善。吉驭吏耆酒，数逋荡，尝从吉出，醉欧丞相车上。西曹主吏白欲斥之，吉曰：‘以醉饱之失去士，使此人将复何所容？西曹地忍之，此不过污丞相车茵耳。’遂不去也。此驭吏边郡人，习知边塞发奔命警备事，尝出，适见驿骑持赤白囊，边郡发奔命书驰来至。驭吏因随驿骑至公车刺取，知虏入云中、代郡，遽归府见吉白状，因曰：‘恐虏所入边郡，二千石长吏有老病不任兵马者，宜可豫视。’吉善其言，召东曹案边长吏，琐科条其人。未已，诏召丞相、御史，问以虏所入郡吏，吉具对。御史大夫卒遽不能详知，以得谴让。而吉见谓忧边思职，驭吏力也。吉乃叹曰：‘士亡不可容，能各有所长。向使丞相不先闻驭吏言，何见劳勉之有？’掾史由是益贤吉。”②

丙吉身为丞相，将儒家的阴阳和合作为其重要的职责，便有了“丙吉问牛”的典故：“吉又尝出，逢清道群斗者，死

① （东汉）班固：《汉书》卷七四，第3145页。

② （东汉）班固：《汉书》卷七四，第3146页。

伤横道，吉过之不问，掾史独怪之。吉前行，逢人逐牛，牛喘吐舌。吉止驻，使骑吏问：'逐牛行几里矣？'掾史独谓丞相前后失问，或以讥吉，吉曰：'民斗相杀伤，长安令、京兆尹职所当禁备逐捕，岁竟丞相课其殿最，奏行赏罚而已。宰相不亲小事，非所当于道路问也。方春少阳用事，未可大热，恐牛近行用暑故喘，此时气失节，恐有所伤害也。三公典调和阴阳，职当忧，是以问之。'掾史乃服，以吉知大体。"① "'问喘'或'问牛'竟然成了后世贤相的代名词"②。

五凤三年（前55年）春，丙吉病重之时，依然不忘为国家举贤，向宣帝推荐了西河太守杜延年，廷尉于定国，太仆陈万年三人，曰："西河太守杜延年明于法度，晓国家故事，前为九卿十余年，今在郡治有能名。廷尉于定国执宪详平，天下自以不冤。太仆陈万年事后母孝，惇厚备于行止。此三人能皆在臣右，唯上察之。"③ 丙吉死后，宣帝任命杜延年为御史大夫，于定国后担任御史大夫，不久之后担任丞相，陈万年后担任御史大夫，均为宣帝时期的能臣。

丙吉出身狱吏，迎合"罢黜百家，独尊儒术"的思想潮流，研习《礼》《诗》，迎合了汉宣帝"霸王道杂之"的治国思想。丙吉虽然在儒家义理上并无创新，但他谦恭宽厚，颇具儒家品格，将儒家的阴阳调和理念纳入到自己的政治实践中，继

---

① （东汉）班固：《汉书》卷七四，第3147页。
② 李德生：《问牛丞相丙吉》，《文史天地》2009年第7期。
③ （东汉）班固：《汉书》卷七四，第3148页。

续执行霍光时期的休养生息国策，选拔贤良，体恤百姓，发展生产，轻徭薄赋，成为中兴名臣。鸿嘉元年（前 20 年），成帝下诏赞扬丙吉的功德："盖闻褒功德，继绝统，所以重宗庙，广贤圣之路也。故博阳侯吉以旧恩有功而封，今其祀绝，朕甚怜之。夫善善及子孙，古今之通义也，其封吉孙中郎将关内侯昌为博阳侯，奉吉后。"① 绍封了丙吉之孙丙昌的博阳侯爵位。班固赞扬道："近观汉相，高祖开基，萧、曹为冠，孝宣中兴，丙、魏有声。是时黜陟有序，众职修理，公卿多称其位，海内兴于礼让。览其行事，岂虚乎哉！"②

---

① （东汉）班固：《汉书》卷七四，第 3150 页。

② （东汉）班固：《汉书》卷七四，第 3151 页。

韦 贤

韦贤，字长孺，鲁国邹人。其先祖为高祖时的大儒韦孟，曾为楚元王刘交的老师，后来又继续教授楚夷王刘郢客、楚王刘戊。韦孟作诗劝谏荒淫的刘戊，

肃肃我祖，国自豕韦，黼衣朱绂，四牡龙旗。彤弓斯征，抚宁遐荒，总齐群邦，以翼大商，迭彼大彭，勋绩惟光。至于有周，历世会同。王赧听谮，实绝我邦。我邦既绝，厥政斯逸，赏罚之行，非由王室。庶尹群后，靡扶靡卫，五服崩离，宗周以队。我祖斯微，迁于彭城，在予小子，勤诶厥生，厄此嫚秦，耒耜以耕。悠悠嫚秦，上天不宁，乃眷南顾，授汉于京。

于赫有汉，四方是征，靡适不怀，万国攸平。乃命厥弟，建侯于楚，俾我小臣，惟傅是辅。兢兢元王，恭俭净壹，惠此黎民，纳彼辅弼。飨国渐世，垂烈于后，乃及夷王，克奉厥绪。咨命不永，唯王统祀，左右陪臣，此惟皇士。

如何我王，不思守保，不惟履冰，以继祖考！邦事是废，逸游是娱，犬马悠悠，是放是驱。务彼鸟兽，忽此稼苗，烝民以匮，我王以愉。所弘非德，所亲非俊，唯囿是恢，唯谀是信。睮睮谄夫，谔谔黄发，如何我王，曾不是察！既藐下臣，追欲从逸，嫚彼显祖，轻兹削黜。

嗟嗟我王，汉之睦亲，曾不夙夜，以休令闻！穆穆天子，临尔下土，明明群司，执宪靡顾。正遐由近，殆其怙兹，嗟嗟我王，曷不此思！

非思非鉴，嗣其罔则，弥弥其失，岌岌其国。致冰匪霜，致队靡嫚，瞻惟我王，昔靡不练。兴国救颠，孰违悔过，追思黄发，秦缪以霸。岁月其徂，年其逮耇，于昔君子，庶显于后。我王如何，曾不斯览！黄发不近，胡不时监！①

刘戊不听，韦孟只得迁居于邹，但依然心系楚国，希望楚王能够幡然悔悟，在邹作诗：

微微小子，既耇且陋，岂不牵位，秽我王朝。王朝肃清，唯俊之庭，顾瞻余躬，惧秽此征。

我之退征，请于天子，天子我恤，矜我发齿。赫赫天子，明哲且仁，悬车之义，以洎小臣。嗟我小子，岂

① （东汉）班固：《汉书》卷七三，第3101—3104页。

不怀土？庶我王悟，越迁于鲁。

既去祢祖，惟怀惟顾，祁祁我徒，戴负盈路。爰戾于邹，剪茅作堂，我徒我环，筑室于墙。

我既迁逝，心存我旧，梦我渎上，立于王朝。其梦如何？梦争王室。其争如何？梦王我弼。寤其外邦，叹其喟然，念我祖考，泣涕其涟。微微老夫，咨既迁绝，洋洋仲尼，视我遗烈。济济邹鲁，礼义唯恭，诵习弦歌，于异他邦。我虽鄙耇，心其好而，我徒侃尔，乐亦在而。①

韦贤为韦孟的五世孙，少私寡欲，勤奋好学，学习《诗》《礼》《尚书》，尤其精通《诗》，成为邹鲁大儒。后以《诗》教授昭帝，"征为博士，给事中，进授昭帝《诗》，稍迁光禄大夫詹事，至大鸿胪"②。宣帝即位后，大鸿胪韦贤因参与废黜昌邑王，拥立宣帝，被任命为长信少府，赐予关内侯爵位。因其老成持重，清心寡欲，易于控制，得到霍光的信任。本始三年（前71），在霍光的授意下，代蔡义为丞相，受封扶阳侯，食邑七百户。霍光去世后，韦贤在政治上失去靠山，加之年老体弱，"地节三年以老病乞骸骨，赐黄金百斤，罢归，加赐第一区。丞相致仕自贤始。年八十二薨，谥曰节侯"③。韦贤有4个

① （东汉）班固：《汉书》卷七三，第3105—3106页。

② （东汉）班固：《汉书》卷七三，第3107页。

③ （东汉）班固：《汉书》卷七三，第3107页。

儿子，“长子方山为高寝令，早终；次子弘，至东海太守；次子舜，留鲁守坟墓；少子玄成，复以明经历位至丞相。故邹鲁谚曰：‘遗子黄金满籯，不如一经。’”①

韦玄成年少好学，继承家学，礼贤下士，颇有声名，“玄成字少翁，以父任为郎，常侍骑。少好学，修父业，尤谦逊下士。出遇知识步行，辄下从者，与载送之，以为常。其接人，贫贱者益加敬，由是名誉日广。以明经擢为谏大夫，迁大河都尉”②。

按照继承顺序，其次子太常丞韦弘应当继承侯爵，但其因罪而失去了继承资格，韦贤去世前并未明确侯爵的继承者，于是韦贤宗族以及门生共同假称韦贤遗命以韦玄成为继承人，韦玄成假装疯狂不承袭爵位，宣帝下诏命其袭爵，并任命其为河南太守，“初，玄成兄弘为太常丞，职奉宗庙，典诸陵邑，烦剧多罪过。父贤以弘当为嗣，故敕令自免。弘怀谦，不去官。及贤病笃，弘竟坐宗庙事系狱，罪未决。室家问贤当为后者，贤恚恨不肯言。于是贤门下生博士义倩等与宗家计议，共矫贤令，使家丞上书言大行，以大河都尉玄成为后。贤薨，玄成在官闻丧，又言当为嗣，玄成深知其非贤雅意，即佯为病狂，卧便利，妄笑语昏乱。征至长安，既葬，当袭爵，以病狂不应召。大鸿胪奏状，章下丞相御史案验。玄成素有名声，士

① （东汉）班固：《汉书》卷七三，第 3107 页。
② （东汉）班固：《汉书》卷七三，第 3108 页。

大夫多疑其欲让爵辟兄者。案事丞相史乃与玄成书曰：'古之辞让，必有文义可观，故能垂荣于后。今子独坏容貌，蒙耻辱，为狂痴，光曜暗而不宣。微哉！子之所托名也。仆素愚陋，过为宰相执事，愿少闻风声。不然，恐子伤高而仆为小人也。'玄成友人侍郎章亦上疏言：'圣王贵以礼让为国，宜优养玄成，勿枉其志，使得自安衡门之下。'而丞相御史遂以玄成实不病，劾奏之。有诏勿劾，引拜。玄成不得已受爵。宣帝高其节，以玄成为河南太守。兄弘太山都尉，迁东海太守"①。

韦玄成又被任命为未央卫尉，升任太常，其与杨恽交好，杨恽因大逆罪被诛杀，韦玄成受到牵连被免官，"会有日食变，驺马猥佐成上书告恽'骄奢不悔过，日食之咎，此人所致。'章下廷尉按验，得所予会宗书，宣帝见而恶之。廷尉当恽大逆无道，要斩。妻子徙酒泉郡。谭坐不谏正恽，与相应，有怨望语，免为庶人。召拜成为郎，诸在位与恽厚善者，未央卫尉韦玄成、京兆尹张敞及孙会宗等，皆免官"②。韦玄成因骑马到孝惠庙下，被削爵为关内侯，"后以列侯侍祀孝惠庙，当晨入庙，天雨淖，不驾驷马车而骑至庙下。有司劾奏，等辈数人皆削爵为关内侯。玄成自伤贬黜父爵，叹曰：'吾何面目以奉祭祀！'"③ 韦玄成十分悲伤，便作诗自责曰：

---

① （东汉）班固：《汉书》卷七三，第 3108—3109 页。
② （东汉）班固：《汉书》卷六六，第 2897—2898 页。
③ （东汉）班固：《汉书》卷七三，第 3110 页。

赫矣我祖，侯于豕韦，赐命建伯，有殷以绥。厥绩既昭，车服有常，朝宗商邑，四牡翔翔。德之令显，庆流于裔，宗周至汉，群后历世。

肃肃楚傅，辅翼元、夷，厥驷有庸，惟慎惟祇。嗣王孔佚，越迁于邹，五世圹僚，至我节侯。

惟我节侯，显德遐闻，左右昭、宣，五品以训。既耆致位，惟懿惟奂，厥赐祁祁，百金洎馆。国彼扶阳，在京之东，惟帝是留，政谋是从。绎绎六辔，是列是理，威仪济济，朝享天子。天子穆穆，是宗是师，四方遐尔，观国之辉。

茅土之继，在我俊兄，惟我俊兄，是让是形。于休厥德，于赫有声，致我小子，越留于京。惟我小子，不肃会同，惰彼车服，黜此附庸。

赫赫显爵，自我队之；微微附庸，自我招之。谁能忍愧，寄之我颜；谁将遐征，从之夷蛮。于赫三事，匪俊匪作，于蔑小子，终焉其度。谁谓华高，企其齐而；谁谓德难，厉其庶而。嗟我小子，于贰其尤，队彼令声，申此择辞。四方群后，我监我视，威仪车服，唯肃是履！①

宣帝不喜欢仁弱的太子刘奭，喜欢通晓律法的淮阳王刘钦，但念及与太子母许妃的深厚感情，最终没有废黜太子，于

① （东汉）班固：《汉书》卷七三，第3110—3112页。

是任命韦玄成为淮阳中尉，以儒家仁恩安抚刘钦，后又参与石渠阁会议，讨论五经异同，为统一五经做出了重要的贡献。元帝即位之后，韦玄成得到重用，担任少府、太子太傅、御史大夫，最终被任命为丞相，再封扶阳侯，“初，宣帝宠姬张婕好男淮阳宪王好政事，通法律，上奇其材，有意欲以为嗣，然用太子起于细微，又早失母，故不忍也。久之，上欲感风宪王，辅以礼让之臣，乃召拜玄成为淮阳中尉。是时王未就国，玄成受诏，与太子太傅萧望之及《五经》诸儒杂论同异于石渠阁，条奏其对。及元帝即位，以玄成为少府，迁太子太傅，至御史大夫。永光中，代于定国为丞相。贬黜十年之间，遂继父相位，封侯故国，荣当世焉”①。韦玄成又作诗，回顾自己二次封侯的艰难历程，

于肃君子，既令厥德，仪服此恭，棣棣其则。咨余小子，既德靡逮，曾是车服，荒嫚以队。

明明天子，俊德烈烈，不遂我遗，恤我九列。我既兹恤，惟夙惟夜，畏忌是申，供事靡惰。天子我监，登我三事，顾我伤队，爵复我旧。

我既此登，望我旧阶，先后兹度，涟涟孔怀。司直御事，我熙我盛；群公百僚，我嘉我庆。于异卿士，非同我心，三事惟艰，莫我肯矜。赫赫三事，力虽此毕，非

---

① （东汉）班固：《汉书》卷七三，第3112—3113页。

我所度，退其罔日。昔我之队，畏不此居，今我度兹，戚戚其惧。

嗟我后人，命其靡常，靖享尔位，瞻仰靡荒。慎尔会同，戒尔车服，无惰尔仪，以保尔域。尔无我视，不慎不整；我之此复，惟禄之亖。于戏后人，惟肃惟栗。无忝显祖，以蕃汉室！①

元帝时期，宦官石显用事，“是时，元帝被疾，不亲政事，方隆好于音乐，以显久典事，中人无外党，精专可信任，遂委以政。事无小大，因显白决，贵幸倾朝，百僚皆敬事显”②。在政治上只能无所作为，“初，元帝时，中书令石显用事，自前相韦玄成及衡皆畏显，不敢失其意”③。韦玄成虽然在政治上缺乏进取，但亦尽最大努力节省政府开支减轻百姓的赋役负担，韦玄成力倡宗庙改革，减省祭祀费用与人力。汉皇朝每年在宗庙祭祀方面的花费要用亿万来计算，动用人力近 10 万人，在盛世时尚能支应，到了元帝时，便成为了一项重要的财政负担，宗庙改革势在必行，“初，高祖时，令诸侯王都皆立太上皇庙。至惠帝尊高帝庙为太祖庙，景帝尊孝文庙为太宗庙，行所尝幸郡国各立太祖、太宗庙。至宣帝本始二年，复尊孝武庙为世宗庙，行所巡狩亦立焉。凡祖宗庙在郡国六十八，合

① （东汉）班固：《汉书》卷七三，第 3113—3114 页。
② （东汉）班固：《汉书》卷九三，第 3726 页。
③ （东汉）班固：《汉书》卷八一，第 3344 页。

百六十七所。而京师自高祖下至宣帝，与太上皇、悼皇考各自居陵旁立庙，并为百七十六。又园中各有寝、便殿。日祭于寝，月祭于庙，时祭于便殿。寝，日四上食；庙，岁二十五祠；便殿，岁四祠。又月一游衣冠。而昭灵后、武哀王、昭哀后、孝文太后、孝昭太后、卫思后、戾太子、戾后各有寝园，与诸帝合，凡三十所。一岁祠，上食二万四千四百五十五，用卫士四万五千一百二十九人，祝宰乐人万二千一百四十七人，养牺牲卒不在数中”①。

贡禹首先提出宗庙改革，上书元帝：“古者天子七庙，今孝惠、孝景庙皆亲尽，宜毁。及郡国庙不应古礼，宜正定。”②还没有施行，贡禹很快便去世了。永光四年（前40年），丞相韦玄成领衔上奏，援引《诗》《春秋》之义，提出只能在长安修建宗庙祭祀历代先帝，禁止在地方郡国修建宗庙，这样既能在宗庙礼制方面加强中央集权，使皇帝垄断了宗庙祭祀权，同时减省了地方财政负担，曰：“臣闻祭，非自外至者也，由中出，生于心也。故唯圣人为能飨帝，孝子为能飨亲。立庙京师之居，躬亲承事，四海之内各以其职来助祭，尊亲之大义，五帝三王所共，不易之道也。《诗》云：‘有来雍雍，至止肃肃，相维辟公，天子穆穆。’《春秋》之义，父不祭于支庶之宅，君不祭于臣仆之家，王不祭于下土诸侯。臣等愚以为宗庙在郡

① （东汉）班固：《汉书》卷七三，第3115—3116页。

② （东汉）班固：《汉书》卷七三，第3116页。

国，宜无修，臣请勿复修。”① 元帝同意，“因罢昭灵后、武哀王、昭哀后、卫思后、戾太子、戾后园，皆不奉祠，裁置吏卒守焉”②。

元帝下诏：“盖闻明王制礼，立亲庙四，祖宗之庙，万世不毁，所以明尊祖敬宗，著亲亲也。朕获承祖宗之重，惟大礼未备，战栗恐惧，不敢自颛，其与将军、列侯、中二千石、二千石、诸大夫、博士议。”③ 韦玄成联名44位大臣上奏，根据《礼》所规定的宗庙迭毁之制，太上皇、孝惠、孝文、孝景庙均应毁掉，神主迁入高祖庙中，曰：“《礼》，王者始受命，诸侯始封之君，皆为太祖。以下，五庙而迭毁，毁庙之主臧乎太祖，五年而再殷祭，言壹禘壹祫也。祫祭者，毁庙与未毁庙之主皆合食于太祖，父为昭，子为穆，孙复为昭，古之正礼也。祭义曰：‘王者禘其祖自出，以其祖配之，而立四庙。’言始受命而王，祭天以其祖配，而不为立庙，亲尽也。立亲庙四，亲亲也。亲尽而迭毁，亲疏之杀，示有终也。周之所以七庙者，以后稷始封，文王、武王受命而王，是以三庙不毁，与亲庙四而七。非有后稷始封，文、武受命之功者，皆当亲尽而毁。成王成二圣之业，制礼作乐，功德茂盛，庙犹不世，以行为谥而已。《礼》，庙在大门之内，不敢远亲也。臣愚以为高帝受命定天下，宜为帝者太祖之庙，世世不毁，承后属尽者宜毁。今宗

---

① （东汉）班固：《汉书》卷七三，第3117页。
② （东汉）班固：《汉书》卷七三，第3117页。
③ （东汉）班固：《汉书》卷七三，第3118页。

庙异处，昭穆不序，宜入就太祖庙而序昭穆如礼。太上皇、孝惠、孝文、孝景庙皆亲尽宜毁。皇考庙亲未尽，如故。”① 大司马许嘉等人却认为孝文庙为太宗庙，孝武庙为世宗庙，不应毁弃，“大司马车骑将军许嘉等二十九人以为孝文皇帝除诽谤，去肉刑，躬节俭，不受献，罪人不帑，不私其利，出美人，重绝人类，宾赐长老，收恤孤独，德厚侔天地，利泽施四海，宜为帝者太宗之庙。廷尉忠以为孝武皇帝改正朔，易服色，攘四夷，宜为世宗之庙”②。谏议大夫尹更始等 18 人认为皇考庙也应当毁弃。

面对各方的不同意见，韦玄成等又上奏，建议保留高祖庙、孝文庙、孝景庙、孝武庙、孝昭庙、孝宣庙、皇考庙，太上皇庙、孝惠庙亲尽而毁弃，曰：“祖宗之庙世世不毁，继祖以下，五庙而迭毁。今高皇帝为太祖，孝文皇帝为太宗，孝景皇帝为昭，孝武皇帝为穆，孝昭皇帝与孝宣皇帝俱为昭。皇考庙亲未尽。太上、孝惠庙皆亲尽，宜毁。太上庙主宜瘗园，孝惠皇帝为穆，主迁于太祖庙，寝园皆无复修。”③ 韦玄成的建议符合了各方面的意见，元帝最终同意。

后来，韦玄成又以嫡庶之别为由，建议不再修复孝文太后、孝昭太后的园邑，曰：“古者制礼，别尊卑贵贱，国君之母非嫡不得配食，则荐于寝，身没而已。陛下躬至孝，承天

① （东汉）班固：《汉书》卷七三，第 3118 页。
② （东汉）班固：《汉书》卷七三，第 3119 页。
③ （东汉）班固：《汉书》卷七三，第 3120 页。

心，建祖宗，定迭毁，序昭穆，大礼既定，孝文太后、孝昭太后寝祠园宜如礼勿复修。”① 元帝同意。

韦玄成为相七年，建昭三年（前36年）去世，谥为共侯，“初，贤以昭帝时徙平陵，玄成别徙杜陵，病且死，因使者自白曰：‘不胜父子恩，愿乞骸骨，归葬父墓。’上许焉”②。

“久之，上疾连年，遂尽复诸所罢寝庙园，皆修祀如故。初，上定迭毁礼，独尊孝文庙为太宗，而孝武庙亲未尽，故未毁。上于是乃复申明之，曰：‘孝宣皇帝尊孝武庙曰世宗，损益之礼，不敢有与焉。他皆如旧制。’唯郡国庙遂废云。”③ 尽管由于元帝连年病疾，长安所毁弃的宗庙又全部恢复，但是郡国宗庙全部被毁弃，韦玄成生前所倡导的宗庙改革取得了部分成功。

汉武帝“罢黜百家，独尊儒术”，并以“利禄之路”加以引导，博士弟子制度、察举制度以经学作为选官标准，公孙弘以治《春秋》而封侯拜相，为天下士人树立了榜样，天下士人纷纷研习儒学。韦贤秉承家学，又学《诗》于瑕丘江公、鲁国许生，发扬了鲁申公之《诗》，形成了《鲁诗》中的韦氏之学，“韦贤治《诗》，事大江公及许生，又治《礼》，至丞相。传子玄成，以淮阳中尉论石渠，后亦至丞相。玄成及兄子赏以《诗》授哀帝，至大司马车骑将军，自有传。由是《鲁诗》有

① （东汉）班固：《汉书》卷七三，第3120—3121页。

② （东汉）班固：《汉书》卷七三，第3115页。

③ （东汉）班固：《汉书》卷七三，第3124页。

韦氏学。"[1]后以《诗》授昭帝，最终官至丞相，但在政治上无所作为。韦贤深知在儒学独尊的情况下，文化动因是家族兴盛的关键，十分注重传承家学。其小儿子韦玄成继承家学，成为明《诗》大儒，后因罪被免官爵，最终凭借自己的经学造诣，官至丞相，再次封侯。韦玄成担任丞相时，许史外戚、宦官石显专权，他既无决心又无能力打破这种政治格局，只能无所作为。韦玄成对于儒家思想的发展贡献颇多，他参加了著名的"石渠阁会议"，力促设立梁丘《易》、大小夏侯《尚书》、谷梁《春秋》博士，为统一五经异说，齐学与鲁学的融合，做出了重要的贡献，并且力倡宗庙改制，减省政府开支与民力负担。韦氏家族以《诗》传承，成为西汉著名的望族，"自贤传国至玄孙乃绝。玄成兄高寝令方山子安世历郡守，大鸿胪，长乐卫尉，朝廷称有宰相之器，会其病终。而东海太守弘子赏亦明《诗》。哀帝为定陶王时，赏为太傅。哀帝即位，赏以旧恩为大司马车骑将军，列为三公，赐爵关内侯，食邑千户，亦年八十余，以寿终。宗族至吏二千石者十余人"[2]。

---

① （东汉）班固：《汉书》卷八八，第3609页。

② （东汉）班固：《汉书》卷七三，第3115页。

贡　禹

贡禹字少翁，琅邪郡人，琅邪郡在西汉曾长期隶属于齐国。贡禹自幼研习《公羊春秋》《齐论语》，后被宣帝任命为博士、凉州刺史、河南太守，“以明经洁行著闻，征为博士，凉州刺史，病去官。复举贤良为河南令”①。性格耿直，不屈从于上级，辞官回乡，“岁余，以职事为府官所责，免冠谢。禹曰：‘冠壹免，安复可冠也！’遂去官。”②

元帝即位之后，任命贡禹为谏大夫，经常向他请教政事。当时农业连年歉收，社会危机日趋严重，贡禹上奏：

> 古者宫室有制，宫女不过九人，秣马不过八匹；墙涂而不雕，木摩而不刻，车舆器物皆不文画，苑囿不过数十里，与民共之；任贤使能，什一而税，亡它赋敛繇戍之役，使民岁不过三日，千里之内自给，千里之外各置贡

---

① （东汉）班固：《汉书》卷七二，第3069页。

② （东汉）班固：《汉书》卷七二，第3069页。

职而已。故天下家给人足，颂声并作。

至高祖、孝文、孝景皇帝，循古节俭，宫女不过十余，厩马百余匹。孝文皇帝衣绨履革，器亡雕文金银之饰。后世争为奢侈，转转益甚，臣下亦相仿效，衣服履绔刀剑乱于主上，主上时临朝入庙，众人不能别异，甚非其宜。然非自知奢僭也，犹鲁昭公曰："吾何僭矣？"

今大夫僭诸侯，诸侯僭天子，天子过天道，其日久矣。承衰救乱，矫复古化，在于陛下。臣愚以为尽如太古难，宜少放古以自节焉。《论语》曰："君子乐节礼乐。"方今宫室已定，亡可奈何矣，其余尽可减损。故时齐三服官输物不过十笥，方今齐三服官作工各数千人，一岁费数巨万。蜀广汉主金银器，岁各用五百万。三工官官费五千万，东西织室亦然。厩马食粟将万匹。臣禹尝从之东宫，见赐杯案，尽文画金银饰，非当所以赐食臣下也。东宫之费亦不可胜计。天下之民所为大饥饿死者，是也。今民大饥而死，死又不葬，为犬猪食。人至相食，而厩马食粟，苦其大肥，气盛怒至，乃日步作之。王者受命于天，为民父母，固当若此乎！天不见邪？武帝时，又多取好女至数千人，以填后宫。及弃天下，昭帝幼弱，霍光专事，不知礼正，妄多藏金钱财物，鸟兽鱼鳖牛马虎豹生禽，凡百九十物，尽瘗藏之，又皆以后宫女置于园陵，大失礼，逆天心，又未必称武帝意也。昭帝晏驾，光复行之。至孝宣皇帝时，陛下恶有所言，群臣亦随故事，甚可痛也！故使天下承化，取女皆大过度，诸侯妻妾或至数百人，豪富吏民畜歌者至数十人，是以内多怨女，外多旷夫。及众庶葬埋，皆虚地上以实地下。其过自上生，皆在大臣循故事之罪也。

唯陛下深察古道，从其俭者，大减损乘舆服御器物，三分去二。子产多少有命，审察后宫，择其贤者留二十人，余悉归之。及诸陵园女亡子者，宜悉遣。独杜陵宫人数百，诚可哀怜也。厩马可亡过数十匹。独舍长安城南苑地以为田猎之囿，自城西南至山西至鄠皆复其田，以与贫民。方今天下饥馑，可亡大自损减以救之，称天意乎？天生圣人，盖为万民，非独使自娱乐而已也。故《诗》曰："天难谌斯，不易惟王；""上帝临女，毋贰尔心。""当仁不让"，独可以圣心参诸天地，揆之往古，不可与臣下议也。若其阿意顺指，随君上下，臣禹不胜拳拳，不敢不尽愚心。①

贡禹根据先秦儒家的理想，虚拟出了一个简朴的古代社会；接着他又表彰了高祖、文帝、景帝的节俭之行；然后，抨击了当时皇室、贵族、官僚极度奢靡的生活。如何移风易俗，改变社会上层的这股奢侈之风，贡禹寄托于元帝的榜样作用，元帝俭约，群臣必然效法，群臣俭约，天下必然效法。奏疏充

① （东汉）班固：《汉书》卷七二，第 3069—3072 页

分展现了贡禹对于汉皇朝的赤胆忠心以及儒家的有为精神。元帝被贡禹所感动，部分地采纳了他的建议，“天子纳善其忠，乃下诏令太仆减食谷马，水衡减食肉兽，省宜春下苑以与贫民，又罢角抵诸戏及齐三服官。迁禹为光禄大夫”①。

但此时的贡禹已经80岁了，已无处理繁重政务的精力，向元帝提出了“乞骸骨”的要求。汉元帝任命其为长信少府，后又担任御史大夫。贡禹感于君恩，“数言得失，书数十上”②，认为奸邪之源在于金钱，主张废除货币，以布帛谷物来进行交换，重本抑末：

> 又言古者不以金钱为币，专意于农，故一夫不耕，必有受其饥者。今汉家铸钱，及诸铁官皆置吏卒徒，攻山取铜铁，一岁功十万人已上，中农食七人，是七十万人常受其饥也。凿地数百丈，销阴气之精，地藏空虚，不能含气出云，斩伐林木亡有时禁，水旱之灾未必不由此也。自五铢钱起已来七十余年，民坐盗铸钱被刑者众，富人积钱满室，犹亡厌足。民心动摇，商贾求利，东西南北各用智巧，好衣美食，岁有十二之利，而不出租税。农夫父子暴露中野，不避寒暑，捽草杷土，手足胼胝，已奉谷租，又出稿税，乡部私求，不可胜供。故民弃本

① （东汉）班固：《汉书》卷七二，第3073页。

② （东汉）班固：《汉书》卷七二，第3075页。

逐末，耕者不能半。贫民虽赐之田，犹贱卖以贾，穷则起为盗贼。何者？末利深而惑于钱也。是以奸邪不可禁，其原皆起于钱也。疾其末者绝其本，宜罢采珠玉金银铸钱之官，亡复以为币。市井勿得贩卖，除其租铢之律，租税禄赐皆以布帛及谷。使百姓壹归于农，复古道便。①

减免算赋口钱：

禹以为古民亡赋算口钱，起武帝征伐四夷，重赋于民，民产子三岁则出口钱，故民重困，至于生子辄杀，甚可悲痛。宜令儿七岁去齿乃出口钱，年二十乃算。②

禁止官吏经商与民争利：

近臣自诸曹侍中以上，家亡得私贩卖，与民争利，犯者辄免官削爵，不得仕宦。③

削减诸宫卫士，以宽兵役，免奴隶为庶人：

又言诸离宫及长乐宫卫可减其太半，以宽徭役。又

① （东汉）班固：《汉书》卷七二，第3075—3076页。
② （东汉）班固：《汉书》卷七二，第3075页。
③ （东汉）班固：《汉书》卷七二，第3077页。

诸官奴婢十万余人戏游亡事，税良民以给之，岁费五六巨万，宜免为庶人廪食，令代关东戍卒，乘北边亭塞候望。①

除赎罪之法、卖官鬻爵之制。贡禹认为赎罪、卖官鬻爵之制的推行正是武帝以后政治腐败与风俗衰颓的重要原因，贡禹对其进行了猛烈的批判，并主张废除：

孝文皇帝时，贵廉洁，贱贪污，贾人赘婿及吏坐赃者皆禁锢不得为吏，赏善罚恶，不阿亲戚，罪白者伏其诛，疑者以与民，亡赎罪之法，故令行禁止，海内大化，天下断狱四百，与刑错亡异。武帝始临天下，尊贤用士，辟地广境数千里，自见功大威行，遂从嗜欲，用度不足，乃行一切之变，使犯法者赎罪，入谷者补吏，是以天下奢侈，官乱民贫，盗贼并起，亡命者众。郡国恐伏其诛，则择便巧史书习于计簿能欺上府者，以为右职；奸宄不胜，则取勇猛能操切百姓者，以苛暴威服下者，使居大位。故亡义而有财者显于世，欺谩而善书者尊于朝，悖逆而勇猛者贵于官。故俗皆曰："何以孝弟为？财多而光荣。何以礼义为？史书而仕宦。何以谨慎为？勇猛而临官。"故黥劓而髡钳者犹复攘臂为政于世，行虽犬彘，家

① （东汉）班固：《汉书》卷七二，第3076页。

富势足，目指气使，是为贤耳。故谓居官而置富者为雄桀，处奸而得利者为壮士，兄劝其弟，父勉其子，俗之坏败，乃至于是！察其所以然者，皆以犯法得赎罪，求士不得真贤，相守崇财利，诛不行之所致也。

今欲兴至治，致太平，宜除赎罪之法。相守选举不以实，及有臧者，辄行其诛，亡但免官，则争尽力为善，贵孝弟，贱贾人，进真贤，举实廉，而天下治矣。孔子，匹夫之人耳，以乐道正身不解之故，四海之内，天下之君，微孔子之言亡所折中。况乎以汉地之广，陛下之德，处南面之尊，秉万乘之权，因天地之助，其于变世易俗，调和阴阳，陶冶万物，化正天下，易于决流抑队。自成康以来，几且千岁，欲为治者甚众，然而太平不复兴者，何也？以其舍法度而任私意，奢侈行而仁义废也。

陛下诚深念高祖之苦，醇法太宗之治，正己以先下，选贤以自辅，开进忠正，致诛奸臣，远放谄佞，放出园陵之女，罢倡乐，绝郑声，去甲乙之帐，退伪薄之物，修节俭之化，驱天下之民皆归于农，如此不解，则三王可侔，五帝可及。唯陛下留意省察，天下幸甚。①

元帝部分地采纳了贡禹的建议，“令民产子七岁乃出口钱，自此始。又罢上林宫馆希幸御者，及省建章、甘泉宫卫卒，减

① （东汉）班固：《汉书》卷七二，第3077—3079页。

诸侯王庙卫卒省其半。余虽未尽从，然嘉其质直之意。禹又奏欲罢郡国庙，定汉宗庙迭毁之礼，皆未施行。”① 这对于减轻百姓的赋役负担，缓和阶级矛盾起到了重要的作用。元帝时期，在“昭宣中兴”的余晖下，汉帝国已经开始出现衰颓之势。贡禹以儒生强烈的国家责任感，面对现实的社会政治问题，以“三代”盛世作为参照系，坚持以儒家思想来解决现实的社会政治问题，虽不乏迂阔之词，尤其是取消货币之论，但其尽显醇儒之赤诚与深邃的政治眼光。

① （东汉）班固：《汉书》卷七二，第 3079 页。

匡　衡

匡衡，字稚圭，东海承人，东海郡在西汉长期隶属于楚国。其祖上世代耕作，“至衡好学，家贫，庸作以供资用，尤精力过绝人。”① 他是解说《诗》的权威经学家，受到了天下士人的赞誉：“无说《诗》，匡鼎来；匡说《诗》，解人颐。”②

尽管匡衡有大才学，但仕途开始并不顺利，刚开始只做了平原文学这一类的地方小官，士人们纷纷不平，上书宣帝请求将匡衡调至长安重用，“衡射策甲科，以不应令除为太常掌故，调补平原文学。学者多上书荐衡经明，当世少双，令为文学就官京师；后进皆欲从衡平原，衡不宜在远方”③。而此时，他的老同学萧望之已经做到了太子太傅这样的高官。宣帝派萧望之、少府梁丘贺考察匡衡，匡衡以《诗》作答，得到他们的赞赏。萧望之向宣帝极力举荐匡衡，但宣帝不欣赏儒生，命其

---

① （东汉）班固：《汉书》卷八一，第3331页。

② （东汉）班固：《汉书》卷八一，第3331页。

③ （东汉）班固：《汉书》卷八一，第3331页。

回归原职。但皇太子欣赏匡衡的奏对，“事下太子太傅萧望之、少府梁丘贺问，衡对《诗》诸大义，其对深美。望之奏衡经学精习，说有师道，可观览。宣帝不甚用儒，遣衡归官。而皇太子见衡对，私善之”①。

元帝即位后，乐陵侯史高以外戚担任大司马车骑将军，领尚书事，与前将军萧望之共典枢机，而萧望之为士人领袖，久负盛名，史高颇为嫉妒。长安令杨兴乘机向史高推荐匡衡，若举用匡衡，天下士人必然云集响应，以弥补其声望的不足，曰：“将军以亲戚辅政，贵重于天下无二，然众庶论议令问休誉不专在将军者何也？彼诚有所闻也。以将军之幕府，海内莫不仰望，而所举不过私门宾客，乳母子弟，人情忽不自知，然一夫窃议，语流天下。夫富贵在身而列士不誉，是有狐白之裘而反衣之也。古人病其若此，故卑体劳心，以求贤为务。传曰：以贤难得之故因曰事不待贤，以食难得之故而曰饱不待食，或之甚者也。平原文学匡衡材智有余，经学绝伦，但以无阶朝廷，故随牒在远方。将军诚召置幕府，学士歙然归仁，与参事议，观其所有，贡之朝廷，必为国器，以此显示众庶，名流于世。”② 史高辟举匡衡为议曹史，并向元帝举荐。元帝任命匡衡为郎中，又任命其为博士、给事中，匡衡终于迎来了仕途上的转机。

---

① （东汉）班固：《汉书》卷八一，第 3331—3332 页。

② （东汉）班固：《汉书》卷八一，第 3332 页。

当时多有日食地震发生，元帝询问群臣，匡衡在上疏中以阴阳灾异之说劝谏元帝，他痛陈社会与政治上的各种鄙风陋俗，奢侈之风，见利忘义，轻亲重党，致使阴阳不和，灾异频发，提出了大改风俗的主张。他依据《诗》，提出了“由内及外”移风易俗的主张，指出皇帝是移风易俗的关键，只要皇帝以身作则，近贤人，远佞臣，施仁政，宣礼乐，行俭约，必然会天下大化，阴阳和合，祥瑞频现：

臣闻五帝不同礼，三王各异教，民俗殊务，所遇之时异也。陛下躬圣德，开太平之路，闵愚吏民触法抵禁，比年大赦，使百姓得改行自新，天下幸甚。臣窃见大赦之后，奸邪不为衰止，今日大赦，明日犯法，相随入狱，此殆导之未得其务也。盖保民者，“陈之以德义”，“示之以好恶”，观其失而制其宜，故动之而和，绥之而安。今天下俗贪财贱义，好声色，上侈靡，廉耻之节薄，淫辟之意纵，纲纪失序，疏者踰内，亲戚之恩薄，婚姻之党隆，苟合侥幸，以身设利。不改其原，虽岁赦之，刑犹难使错而不用也。

臣愚以为宜壹旷然大变其俗。孔子曰：“能以礼让为国乎，何有?”朝廷者，天下之桢干也。公卿大夫相与循礼恭让，则民不争；好仁乐施，则下不暴；上义高节，则民兴行；宽柔和惠，则众相爱。四者，明王之所以不严而成化也。何者？朝有变色之言，则下有争斗之患；上有自专之士，则下有不让之人；上有克胜之佐，则下有伤害之心；上有好利之臣，则下有盗窃之民：此其本也。今俗吏之治，皆不本礼让，而上克暴，或忮害好陷人于罪，贪财而慕势，故犯法者众，奸邪不止，虽严刑峻法，犹不为变。此非其天性，有由然也。

臣窃考《国风》之诗，《周南》《召南》被贤圣之化深，故笃于行而廉于色。郑伯好勇，而国人暴虎；秦穆贵信，而士多从死；陈夫人好巫，而民淫祀；晋侯好俭，而民畜聚；太王躬仁，邠国贵恕。由此观之，治天下者审所上而已。今之伪薄忮害，不让极矣。臣闻教化之流，非家至而人说之也。贤者在位，能者布职，朝廷崇礼，百僚敬让。道德之行，由内及外，自近者始，然后民知所法，迁善日进而不自知。是以百姓安，阴阳和，神灵应，而嘉祥见。《诗》曰："商邑翼翼，四方之极；寿考且宁，以保我后生。"此成汤所以建至治，保子孙，化异俗而怀鬼方也。今长安天子之都，亲承圣化，然其习俗无以异于远方，郡国来者无所法则，或见侈靡而放效之。此教化之原本，风俗之枢机，宜先正者也。

臣闻天人之际，精祲有以相荡，善恶有以相推，事作乎下者象动乎上，阴阳之理各应其感，阴变则静者动，阳蔽则明者暗，水旱之灾随类而至。今关东连年饥馑，百姓乏困，或至相食，此皆生于赋敛多，民所共者大，而吏安集之不称之效也。陛下祗畏天戒，哀闵元元，

> 大自减损，省甘泉、建章宫卫，罢珠崖，偃武行文，将欲度唐虞之隆，绝殷周之衰也。诸见罢珠崖诏书者，莫不欣欣，人自以将见太平也。宜遂减宫室之度，省靡丽之饰，考制度，修外内，近忠正，远巧佞，放郑卫，进《雅》《颂》，举异材，开直言，任温良之人，退刻薄之吏，显洁白之士，昭无欲之路，览《六艺》之意，察上世之务，明自然之道，博和睦之化，以崇至仁，匡失俗，易民视，令海内昭然咸见本朝之所贵，道德弘于京师，淑问扬乎疆外，然后大化可成，礼让可兴也。①

匡衡的奏章深得元帝的赏识，任命其为光禄大夫、太子少傅。

元帝改变了宣帝“霸王道杂之”的治国思想，崇尚儒学，提拔儒生，极大地改变了宣帝时期的政治格局。另外，元帝宠爱傅昭仪及其子定陶王刘康，有了废黜太子刘骜的想法。匡衡依据《诗》《礼》《孝经》等儒家经典，劝谏元帝要稳定承袭宣帝时期的制度，宣扬宣帝的功德，切忌妄自更改制度，以达到治国的理想境界——中和，进而达成阴阳和合的境界。他又以《诗》《礼》劝谏元帝依照阳尊阴卑之序，尊嫡贱庶，宠爱王皇后、太子而抑制傅昭仪与定陶王，如此则万物各得其宜，天下大化：

---

① （东汉）班固：《汉书》卷八一，第3333—3337页。

臣闻治乱安危之机，在乎审所用心。盖受命之王务在创业垂统传之无穷，继体之君心存于承宣先王之德而褒大其功。昔者成王之嗣位，思述文武之道以养其心，休烈盛美皆归之二后而不敢专其名，是以上天歆享，鬼神佑焉。其《诗》曰："念我皇祖，陟降廷止。"言成王常思祖考之业，而鬼神佑助其治也。

陛下圣德天覆，子爱海内，然阴阳未和，奸邪未禁者，殆论议者未丕扬先帝之盛功，争言制度不可用也，务变更之，所更或不可行，而复复之，是以群下更相是非，吏民无所信。臣窃恨国家释乐成之业，而虚为此纷纷也。愿陛上详览统业之事，留神于遵制扬功，以定群下之心。《大雅》曰："无念尔祖，聿修厥德。"孔子著之《孝经》首章，盖至德之本也。传曰："审好恶，理情性，而王道毕矣。"能尽其性，然后能尽人物之性；能尽人物之性，可以赞天地之化。治性之道，必审己之所有余，而强其所不足。盖聪明疏通者戒于大察，寡闻少见者戒于壅蔽，勇猛刚强者戒于大暴，仁爱温良者戒于无断，湛静安舒者戒于后时，广心浩大者戒于遗忘。必审己之所当戒，而齐之以义，然后中和之化应，而巧伪之徒不敢比周而望进。唯陛下戒所以崇圣德。

臣又闻室家之道修，则天下之理得，故《诗》始《国风》，《礼》本《冠》《婚》。始乎《国风》，原情性而明人伦也；本乎《冠》《婚》，正基兆而防未然也。福之兴

> 莫不本乎室家，道之衰莫不始乎梱内。故圣王必慎妃后之际，别嫡长之位。礼之于内也，卑不隃尊，新不先故，所以统人情而理阴气也。其尊嫡而卑庶也，嫡子冠乎阼，礼之用醴，众子不得与列，所以贵正体而明嫌疑也。非虚加其礼文而已，乃中心与之殊异，故礼探其情而见之外也。圣人动静游燕，所亲物得其序；得其序，则海内自修，百姓从化。如当亲者疏，当尊者卑，则佞巧之奸因时而动，以乱国家。故圣人慎防其端，禁于未然，不以私恩害公义。陛下圣德纯备，莫不修正，则天下无为而治。《诗》云："于以四方，克定厥家。"传曰："正家而天下定矣。"①

在匡衡等人的坚持下，终元帝一世，始终未能废黜太子，他对于维持西汉中后期政局的稳定做出了重大的贡献。

匡衡多将经义附会于政治，其奏疏多从经义中找到理论依据，多符合元帝的心意，"衡为少傅数年，数上疏陈便宜，及朝廷有政议，傅经以对，言多法义"②。建昭三年（前36年），丞相韦玄成去世，匡衡受封乐安侯，继任丞相。成帝即位后，耽于酒色游宴，不理政事，将政事委托于王氏外戚，匡衡援引《诗·关雎》，告诫成帝远离声色，亲近淑贞有德之女，并进而

① （东汉）班固：《汉书》卷八一，第3338—3340页。
② （东汉）班固：《汉书》卷八一，第3341页。

引用《诗·大雅》强调君主要具有道德威仪，为民表率，以化民成俗：

> 陛下秉至孝，哀伤思慕不绝于心，未有游虞弋射之宴，诚隆于慎终追远，无穷已也。窃愿陛下虽圣性得之，犹复加圣心焉。《诗》云“茕茕在疚”，言成王丧毕思慕，意气未能平也，盖所以就文武之业，崇大化之本也。
>
> 臣又闻之师曰：“妃匹之际，生民之始，万福之原。”婚姻之礼正，然后品物遂而天命全。孔子论《诗》以《关雎》为始，言太上者民之父母，后夫人之行不侔乎天地，则无以奉神灵之统而理万物之宜。故《诗》：“窈窕淑女，君子好仇。”言能致其贞淑，不贰其操，情欲之感无介乎容仪，宴私之意不形乎动静，夫然后可以配至尊而为宗庙主。此纲纪之首，王教之端也，自上世已来，三代兴废，未有不由此者也。愿陛下详览得失盛衰之效以定大基，采有德，戒声色，近严敬，远技能。
>
> 窃见圣德纯茂，专精《诗》《书》，好乐无厌。臣衡材驽，无以辅相善义，宣扬德音。臣闻《六经》者，圣人所以统天地之心，著善恶之归，明吉凶之分，通人道之正，使不悖于其本性者也。故审《六艺》之指，则人天之理可得而和，草木昆虫可得而育，此永永不易之道也。及《论语》《孝经》，圣人言行之要，宜究其意。
>
> 臣又闻圣王之自为动静周旋，奉天承亲，临朝享臣，

物有节文，以章人伦。盖钦翼祗栗，事天之容也；温恭敬逊，承亲之礼也；正躬严恪，临众之仪也；嘉惠和说，飨下之颜也。举错动作，物遵其仪，故形为仁义，动为法则。孔子曰："德义可尊，容止可观，进退可度，以临其民，是以其民畏而爱之，则而象之。"《大雅》云："敬慎威仪，惟民之则。"诸侯正月朝觐天子，天子惟道德，昭穆穆以视之，又观以礼乐，飨醴乃归。故万国莫不获赐祉福，蒙化而成俗。今正月初幸路寝，临朝贺，置酒以飨万方，传曰"君子慎始"，愿陛下留神动静之节，使群下得望盛德休光，以立基桢，天下幸甚！①

匡衡还竭尽全力促成祭祀体系的改革，减省了大量的祭祀开支与徭役负担。在成帝即位之初，他与御史大夫张谭上书指出立泰畤祠于云阳、后土祠于汾阴，皇帝由长安至云阳、汾阴祭祀之时，舟车劳顿，地方官员与百姓役费繁重，主张将泰畤祠、后土祠迁至长安，确立南北郊制度："帝王之事莫大乎承天之序，承天之序莫重于郊祀，故圣王尽心极虑以建其制。祭天于南郊，就阳之义也；瘗地于北郊，即阴之象也。天之于天子也，因其所都而各飨焉。往者，孝武皇帝居甘泉宫，即于云阳立泰畤，祭于宫南。今行常幸长安，郊见皇天反北之泰阴，祠后土反东之少阳，事与古制殊。又至云阳，行溪谷中，

① （东汉）班固：《汉书》卷八一，第3341—3344页。

陒陕且百里，汾阴则渡大川，有风波舟楫之危，皆非圣主所宜数乘。郡县治道共张，吏民困苦，百官烦费。劳所保之民，行危险之地，难以奉神灵而祈福祐，殆未合于承天子民之意。昔者周文武郊于丰镐，成王郊于洛邑。由此观之，天随王者所居而飨之，可见也。甘泉泰畤、河东后土之祠宜可徙置长安，合于古帝王。愿与群臣议定。”① 成帝同意。

未及迁徙，匡衡继而上书根据“上质不饰”之意，不再修复泰畤中的紫坛、女乐、鸾路、骍驹、龙马、石坛等，以减省国家的财政开支：“甘泉泰畤紫坛，八觚宣通象八方。五帝坛周环其下，又有群神之坛。以《尚书》禋六宗、望山川、遍群神之义，紫坛有文章采镂黼黻之饰及玉、女乐，石坛、仙人祠，瘗鸾路、骍驹、寓龙马，不能得其象于古。臣闻郊柴飨帝之义，埽地而祭，上质也。歌大吕舞《云门》以俟天神，歌太蔟舞《咸池》以俟地祇，其牲用犊，其席稿秸，其器陶匏，皆因天地之性，贵诚上质，不敢修其文也。以为神祇功德至大，虽修精微而备庶物，犹不足以报功，唯至诚为可，故上质不饰，以章天德。紫坛伪饰女乐、鸾路、骍驹、龙马、石坛之属，宜皆勿修。”②

匡衡又上书根据礼制，罢雍鄜、密、上下畤、北畤：“王者各以其礼制事天地，非因异世所立而继之。今雍鄜、密、上

① （东汉）班固：《汉书》卷二五下，第 1253—1254 页。

② （东汉）班固：《汉书》卷二五下，第 1256 页。

下畤，本秦侯各以其意所立，非礼之所载术也。汉兴之初，仪制未及定，即且因秦故祠，复立北畤。今既稽古，建定天地之大礼，郊见上帝，青赤白黄黑五方之帝皆毕陈，各有位馔，祭祀备具。诸侯所妄造，王者不当长遵。及北畤，未定时所立，不宜复修。”① 成帝同意。

第二年，成帝祭祀南郊。匡衡、张谭又上奏，根据礼制，废除长安及地方郡国的 475 所祠庙，并将候神方士使者、副使、本草待诏 70 余人免归于家：“长安厨官县官给祠郡国候神方士使者所祠，凡六百八十三所，其二百八所应礼，及疑无明文，可奉祠如故。其余四百七十五所不应礼，或复重，请皆罢。”②

匡衡在政治方面鲜有政绩，元帝时，宦官弘恭、石显相继担任中书令，许、史外戚辅政，成帝即位后王氏外戚专权，匡衡均承其旨意而行，不敢有所作为。成帝即位之后，“迁显为长信中太仆，秩中二千石。显失倚，离权数月”③，匡衡与御史大夫甄谭乘机弹劾石显及其党羽。司隶校尉王尊弹劾匡衡、甄谭：“衡、谭居大臣位，知显等专权势，作威福，为海内患害，不以时白奏行罚，而阿谀曲从，附下罔上，无大臣辅政之义。既奏显等，不自陈不忠之罪，而反扬著先帝任用倾覆之

---

① （东汉）班固：《汉书》卷二五下，第 1257 页。

② （东汉）班固：《汉书》卷二五下，第 1257 页。

③ （东汉）班固：《汉书》卷九三，第 3729—3730 页。

徒，罪至不道。”① 成帝不允。匡衡惧怕，上交丞相及乐安侯印绶，以病请辞。成帝刚刚即位，优待元帝老臣，加之，匡衡当初有力保之功，下诏安抚：“君以道德修明，位在三公，先帝委政，遂及朕躬。君遵修法度，勤劳公家，朕嘉与君同心合意，庶几有成。今司隶校尉尊妄诋欺，加非于君，朕甚闵焉。方下有司问状，君何疑而上书归侯乞骸骨，是章朕之未烛也。传不云乎？‘礼义不愆，何恤人之言！’君其察焉。专精神，近医药，强食自爱。”②

最终，匡衡却因专地盗土案走到了其政治生涯的尽头：“初，衡封僮之乐安乡，乡本田隄封三千一百顷，南以闽佰为界。初元元年，郡图误以闽佰为平陵佰。积十余岁，衡封临淮郡，遂封真平陵佰以为界，多四百顷。至建始元年，郡乃定国界，上计簿，更定图，言丞相府。衡谓所亲吏赵殷曰：‘主簿陆赐故居奏曹，习事晓知国界，署集曹掾。’明年治计时，衡问殷国界事：‘曹欲奈何？’殷曰：‘赐以为举计，令郡实之。恐郡不肯从实，可令家丞上书。’衡曰：‘顾当得不耳，何至上书？’亦不告曹使举也，听曹为之。后赐与属明举计曰：‘案故图，乐安乡南以平陵佰为界，不足故而以闽佰为界，解何？’郡即复以四百顷付乐安国。衡遣从史之僮，收取所还田租谷千余石入衡家。司隶校尉骏、少府忠行廷尉事劾奏‘衡监临盗所

---

① （东汉）班固：《汉书》卷八一，第 3344—3345 页。

② （东汉）班固：《汉书》卷八一，第 3345 页。

主守直十金以上。《春秋》之义，诸侯不得专地，所以壹统尊法制也。衡位三公，辅国政，领计簿，知郡实，正国界，计簿已定而背法制，专地盗土以自益，及赐、明阿承衡意，猥举郡计，乱减县界，附下罔上，擅以地附益大臣，皆不道。'"①这次成帝没有庇护这位左右逢源的三朝老臣，将其废为庶人，终老于家。

匡衡虽然出身贫苦，为了个人的功名利禄，好学不倦，不惜为人佣作，终成一代齐《诗》大师，在传承与发扬齐《诗》上做出了重要的贡献，成为齐《诗》中伏氏之学的开创者，"后苍字近君，东海郯人也。事夏侯始昌。始昌通《五经》，苍亦通《诗》《礼》，为博士，至少府，授翼奉、萧望之、匡衡。奉为谏大夫，望之前将军，衡丞相，皆有传。衡授琅邪师丹、伏理斿君、颍川满昌君都。君都为詹事，理高密太傅，家世传业。丹大司空，自有传。由是《齐诗》有翼、匡、师、伏之学"②。虽然在儒学义理上创新颇少，但他力图将儒学与政治相结合，将《诗》与阴阳之说相结合，改革汉皇朝的祭祀体系，减省了大量的财政开支，并提出了许多移风易俗的措施，深得元、成二帝的赏识，得以走向权力巅峰。匡衡在政治上却是少有作为，他依靠外戚史高在政治上崛起，又党于宦官石显。成帝即位后，匡衡面对王氏外戚的专权，也是无所作为。

① （东汉）班固：《汉书》卷八一，第3346页。

② （东汉）班固：《汉书》卷八八，第3613页。

身为丞相，面对日薄西山的汉皇朝，他既无勇气又无能力去改革腐败的政治，却充当了土地兼并的急先锋。匡衡终因专地盗土而被废为庶人，一个以功名利禄作为奋斗目标的人即使能够取得一些成就，终究会走向败亡。

孔　光

孔光字子夏，鲁国人，孔子第十四世孙，“孔子生伯鱼鲤，鲤生子思伋，伋生子上帛，帛生子家求，求生子真箕，箕生子高穿。穿生顺，顺为魏相。顺生鲋，鲋为陈涉博士，死陈下。鲋弟子襄为孝惠博士，长沙太傅。襄生忠，忠生武及安国，武生延年。延年生霸，字次儒。霸生光焉”①。其祖孔安国为武帝时期的《尚书》博士，其父孔霸为昭帝时期的《尚书》博士。孔霸在宣帝时担任太中大夫，教授皇太子经，后又升任詹事，高密相。元帝即位后，以师父恩情赐其关内侯爵位，食邑八百户，给事中，加赐黄金二百斤，赏赐一座上等府第。

孔光是孔霸最小的儿子，“经学尤明”，不到 20 岁便被举荐为议郎。后光禄勋匡衡举荐孔光为方正，担任谏大夫。后议论不合元帝之意，被贬为虹县长，孔光辞官回到鲁地教授。成帝即位之后，被任命为博士，数次到地方郡国平理冤狱，观览风俗，安抚流民，深得圣意。后被任命为尚书，继而担任刺

① （东汉）班固：《汉书》卷八一，第 3352 页。

史，因其不懂治理地方，转任诸侯太傅。后孔光再次担任尚书，“观故事品式，数岁明习汉制及法令”①。继而担任尚书仆射，尚书令，成帝下诏，加孔光诸吏官。几年之后，成帝升其为诸吏光禄大夫，秩中二千石，给事中，赐黄金一百斤，领尚书事，成为内朝首领之一。后担任光禄勋，兼领尚书事，以及诸吏给事中。参与内朝决策十几年，“守法度，修故事”②。成帝询问他的时候，他根据儒家经义而奏对，不奉迎主意，但也不敢强行谏争。孔光为官谨慎，奏疏写成之后，马上将草稿销毁。荐举别人时，唯恐这个人知道。回家休假，与家人闲聊，始终不提及朝廷中的事情。甚至有的人问：“温室省中树皆何木也?”③孔光顾左右而言他。成帝又任命孔光为御史大夫。

成帝即位二十五年，没有后嗣，有两位太子候选人，弟中山王刘兴，侄子定陶王刘欣。定陶王好学多材，又是成帝的子辈，加之定陶王的祖母傅太后暗中活动，大肆贿赂赵皇后、赵昭仪、大司马骠骑将军王根。成帝召丞相翟方进、御史大夫孔光、右将军廉褒、后将军朱博进入宫廷，确定太子人选。翟方进、王根、朱博、廉褒根据《礼》中“昆弟之子犹子也”“为其后者为之子也”的记载④，支持定陶王。孔光注意到傅太后以及傅氏外戚的强大，根据《尚书·盘庚》中兄终弟及

① （东汉）班固：《汉书》卷八一，第3353页。
② （东汉）班固：《汉书》卷八一，第3353页。
③ （东汉）班固：《汉书》卷八一，第3354页。
④ （东汉）班固：《汉书》卷八一，第3355页。

的记载，支持中山王。两派各据经义，难以定夺。成帝考虑到《礼》中“兄弟不相入庙”的记载[①]，加之势力强大的王氏外戚、赵皇后、赵昭仪支持定陶王，故立定陶王刘欣为太子，孔光被贬为廷尉，并与傅太后结怨。

孔光担任廷尉时期，定陵侯淳于长坐大逆被诛杀，其六位小妾在事发前均离开淳于长。如何对她们进行处置，丞相翟方进、大司空何武认为她们应该受到连坐诛杀，“令，犯法者各以法时律令论之，明有所讫也。长犯大逆时，乃始等见为长妻，已有当坐之罪，与身犯法无异。后乃弃去，于法无以解。请论”[②]。孔光认为她们在事发前已经离开淳于长，夫妻恩义已经断绝，她们不应该受到连坐，“大逆无道，父母妻子同产无少长皆弃市，欲惩后犯法者也。夫妇之道，有义则合，无义则离。长未自知当坐大逆之法，而弃去乃始等，或更嫁，义已绝，而欲以为长妻论杀之，名不正，不当坐”[③]。淳于长以“春秋决狱”的方式处理此案，以儒家的“仁义”原则指导司法实践，获得了成帝的赞许。绥和二年（前7年），孔光被任命为左将军，几个月之后，丞相翟方进死去，孔光被任命为丞相，封博山侯。

哀帝即位后，力图更新朝政，中兴汉朝，褒赏旧臣，赏赐孔光千户食邑。孔光力主对傅太后及其外戚势力加以制约。

---

① （东汉）班固：《汉书》卷八一，第3355页。

② （东汉）班固：《汉书》卷八一，第3355页。

③ （东汉）班固：《汉书》卷八一，第3355页。

孔光惧怕傅太后居住在未央宫以操控哀帝，主张另建宫殿以居之，大司空何武顺傅太后旨，建议使傅太后居住于与未央宫有复道相通的北宫，傅太后还是可以就近控制哀帝，“时成帝母太皇太后自居长乐宫，而帝祖母定陶傅太后在国邸，有诏问丞相、大司空：‘定陶共王太后宜当何居？’光素闻傅太后为人刚暴，长于权谋，自帝在襁褓而养长教道至于成人，帝之立又有力。光心恐傅太后与政事，不欲令与帝旦夕相近，即议以为定陶太后宜改筑宫。大司空何武曰：‘可居北宫。’上从武言。北宫有紫房复道通未央宫，傅太后果从复道朝夕至帝所，求欲称尊号，贵宠其亲属，使上不得直道行。”①

孔光向哀帝奏免傅太后的堂侄傅迁，但被傅太后驳回：“太后从弟子傅迁在左右尤倾邪，上免官遣归故郡。傅太后怒，上不得已复留迁。光与大司空师丹奏言：‘诏书侍中驸马都尉迁巧佞无义，漏泄不忠，国之贼也，免归故郡。复有诏止。天下疑惑，无所取信，亏损圣德，诚不小愆。陛下以变异连见，避正殿，见群臣，思求其故，至今未有所改。臣请归迁故郡，以销奸党，应天戒。’卒不得遣，复为侍中。胁于傅太后，皆此类也。”②

孔光极力反对傅太后获得太皇太后的尊号：“又傅太后欲与成帝母俱称尊号，群下多顺指，言母以子贵，宜立尊号以厚

① （东汉）班固：《汉书》卷八一，第 3356 页。
② （东汉）班固：《汉书》卷八一，第 3357 页。

孝道。唯师丹与光持不可。上重违大臣正议，又内迫傅太后，猗违者连岁。丹以罪免，而朱博代为大司空。光自先帝时议继嗣有持异之隙矣，又重忤傅太后指，由是傅氏在位者与朱博为表里，共毁谮光。”①

在傅太后以及傅氏外戚的压力下，哀帝策免孔光，诏曰："丞相者，朕之股肱，所与共承宗庙，统理海内，辅朕之不逮以治天下也。朕既不明，灾异重仍，日月无光，山崩河决，五星失行，是章朕之不德而股肱之不良也。君前为御史大夫，辅翼先帝，出入八年，卒无忠言嘉谋，今相朕，出入三年，忧国之风复无闻焉。阴阳错谬，岁比不登，天下空虚，百姓饥馑，父子分散，流离道路，以十万数。而百官群职旷废，奸宄放纵，盗贼并起，或攻官寺，杀长吏。数以问君，君无怵惕忧惧之意，对毋能为。是以群卿大夫咸惰哉莫以为意，咎由君焉。君秉社稷之重，总百僚之任，上无以匡朕之阙，下不能绥安百姓。《书》不云乎？'毋旷庶官，天工人其代之。'于虖！君其上丞相博山侯印绶，罢归。"② 孔光只有"杜门自守"，一年之内朝廷换了三次丞相，哀帝不得已再次启用孔光，元寿二年（前1年），正月朔日发生了日食，征召孔光到长安，孔光根据儒家"天人感应"指出："臣闻日者，众阳之宗，人君之表，至尊之象。君德衰微，阴道盛强，侵蔽阳明，则日蚀应

① （东汉）班固：《汉书》卷八一，第3357页。

② （东汉）班固：《汉书》卷八一，第3358页。

之。《书》曰‘羞用五事’，‘建用皇极’。如貌、言、视、听、思失，大中之道不立，则咎征荐臻，六极屡降。皇之不极，是为大中不立，其传曰‘时则有日月乱行’，谓朓、侧匿，甚则薄蚀是也。又曰‘六沴之作’，岁之朝曰三朝，其应至重。乃正月辛丑朔日有蚀之，变见三朝之会。上天聪明，苟无其事，变不虚生。《书》曰‘惟先假王正厥事’，言异变之来，起事有不正也。臣闻师曰，天左与王者，故灾异数见，以谴告之，欲其改更。若不畏惧，有以塞除，而轻忽简诬，则凶罚加焉，其至可必。《诗》曰：‘敬之敬之，天惟显思，命不易哉！’又曰：‘畏天之威，于时保之。’皆谓不惧者凶，惧之则吉也。陛下圣德聪明，兢兢业业，承顺天戒，敬畏变异，勤心虚己，延见群臣，思求其故，然后敕躬自约，总正万事，放远谗说之党，援纳断断之介，退去贪残之徒，进用贤良之吏，平刑罚，薄赋敛，恩泽加于百姓，诚为政之大本，应变之至务也。天下幸甚。《书》曰‘天既付命正厥德’，言正德以顺天也。又曰‘天棐谌辞’，言有诚道，天辅之也。明承顺天道在于崇德博施，加精致诚，孳孳而已。俗之祈禳小数，终无益于应天塞异，销祸兴福，较然甚明，无可疑惑。”①

哀帝看到了奏疏，似乎看到了中兴汉朝的希望，马上任命孔光为光禄大夫，秩中二千石，一个月后担任御史大夫，两个月后再次担任丞相，再封博山侯。不久哀帝病逝，平帝即

① （东汉）班固：《汉书》卷八一，第3359—3360页。

位，王莽重新掌权，并将孔光架空，“莽以光为旧相名儒，天下所信，太后敬之，备礼事光。所欲搏击，辄为草，以太后指风光令上之，睚眦莫不诛伤”①。王莽使其做帝太傅，后转任太师。孔光已经无力改变王莽专权之局，又不甘心做其傀儡，只得“称病请辞”。王太后为了褒扬老臣，下诏：“太师光，圣人之后，先师之子，德行纯淑，道术通明，居四辅职，辅道于帝。今年耆有疾，俊艾大臣，惟国之重，其犹不可以阙焉。《书》曰‘无遗耇老’，国之将兴，尊师而重傅。其令太师毋朝，十日一赐餐。赐太师灵寿杖，黄门令为太师省中坐置几，太师入省中用杖，赐餐十七物，然后归老于第，官属按职如故。”②给予了孔光极高的礼遇。元始五年（5 年），孔光以 70 高龄病逝。

孔光为三朝老臣，在三公任上 17 年之久，在汉末波谲云诡的朝局下，堪称政坛常青树，“光凡为御史大夫、丞相各再，壹为大司徒、太傅、太师，历三世，居公辅位前后十七年。自为尚书，止不教授，后为卿，时会门下大生讲问疑难，举大义云。其弟子多成就为博士大夫者，见师居大位”③。孔光传承《尚书》家学，为人做官谨慎谦逊，洁身自好，奉迎皇权，虽无显赫政绩，但其以《尚书》来处理政事，奉行“春秋决狱”来处理疑难案件，使儒学与政治的结合更为密切。对于权贵，

① （东汉）班固：《汉书》卷八一，第 3362 页。
② （东汉）班固：《汉书》卷八一，第 3363 页。
③ （东汉）班固：《汉书》卷八一，第 3364 页。

孔光并非一味妥协，哀帝即位后，他极力反对傅太后以及傅氏外戚专权，试图改善汉末昏暗的政治，但此时的汉皇朝，已经是病入膏肓，难以救治。

刘 歆

刘歆，字子骏，宗室大臣，平帝时受封红休侯，虽然其籍贯在长安，但其首倡古文经学，主张立于学官，为经学的发展注入了新的血液，并且其封国红休在今山东滕州境内，他与齐鲁文化关系密切。其五世祖为刘邦的同父异母弟刘交，刘交为西汉初年“布衣将相”中少有的儒生，“好书，多材艺。少时尝与鲁穆生、白生、申公俱受《诗》于浮丘伯”①。“汉六年，既废楚王信，分其地为二国，立贾为荆王，交为楚王，王薛郡、东海、彭城三十六县，先有功也。”②他在楚国大力发展儒学，“以穆生、白生、申公为中大夫。高后时，浮丘伯在长安，元王遣子郢客与申公俱卒业。文帝时，闻申公为《诗》最精，以为博士。元王好《诗》，诸子皆读《诗》，申公始为《诗》传，号《鲁诗》。元王亦次之《诗》传，号曰《元王诗》，世或有之”③。至其祖父刘德时，“修黄老术，有智略。少时数言事，

① （东汉）班固：《汉书》卷三六，第1921页。

② （东汉）班固：《汉书》卷三六，第1922页。

③ （东汉）班固：《汉书》卷三六，第1922页。

召见甘泉宫，武帝谓之‘千里驹’”[①]，因参与拥立宣帝，被封为阳城侯。刘德子刘向，字子政，自小聪明好学，文采斐然，加之为宗室子弟，得到宣帝的赏识，“年十二，以父德任为辇郎。既冠，以行修饬擢为谏大夫。是时，宣帝循武帝故事，招选名儒俊材置左右”[②]。元帝时，刘向得到前将军萧望之、太子少傅周堪的举荐，担任散骑谏大夫、给事中，三人密谋上书剥夺许史外戚、弘恭、石显的权力，反被其所奏免。成帝即位后，刘向再次被启用，“向以故九卿召拜为中郎，使领护三辅都水。数奏封事，迁光禄大夫”[③]，“而上方精于《诗》《书》，观古文，诏向领校中《五经》秘书。”[④]他相继撰写并上奏了《洪范五行传论》《列女传》《新序》《说苑》等书，力劝成帝削弱王氏势力，为其进行政治改革提供理论依据，他尖锐地指出：“汉兴，诸吕无道，擅相尊王。吕产、吕禄席太后之宠，据将相之位，兼南北军之众，拥梁、赵王之尊，骄盈无厌，欲危刘氏。赖忠正大臣绛侯、朱虚侯等竭诚尽节以诛灭之，然后刘氏复安。今王氏一姓乘朱轮华毂者二十三人，青紫貂蝉充盈幄内，鱼鳞左右。大将军秉事用权，五侯骄奢僭盛，并作威福，击断自恣，行污而寄治，身私而托公，依东宫之尊，假甥舅之亲，以为威重。尚书九卿州牧郡守皆出其门，管执枢机，朋党

① （东汉）班固：《汉书》卷三六，第1927页。
② （东汉）班固：《汉书》卷三六，第1928页。
③ （东汉）班固：《汉书》卷三六，第1949页。
④ （东汉）班固：《汉书》卷三六，第1950页。

比周。称誉者登进，忤恨者诛伤；游谈者助之说，执政者为之言。排摈宗室，孤弱公族，其有智能者，尤非毁而不进。远绝宗室之任，不令得给事朝省，恐其与己分权；数称燕王、盖主以疑上心，避讳吕、霍而弗肯称。内有管、蔡之萌，外假周公之论，兄弟据重，宗族磐互。历上古至秦汉，外戚僭贵未有如王氏者也。虽周皇甫、秦穰侯、汉武安、吕、霍、上官之属，皆不及也。"①王氏外戚已经坐大，"王氏子弟皆卿大夫侍中诸曹，分据势官满朝廷"②。成帝虽有剪除王氏之心，但也只能是望书而叹了。成帝虽然欲重用三朝老臣刘向，在王氏外戚的干预下，刘向也只能终老于光禄大夫任上。

刘歆少年时即通晓《诗》《书》，以其文采得到了成帝的赏识，"少以通《诗》《书》能属文召见成帝，待诏宦者署，为黄门郎"③。河平年间，成帝命刘向、刘歆父子校对宫廷藏书，刘向死后，刘歆接替父职，继续校书，"受诏与父向领校秘书，讲六艺传记，诸子、诗赋、数术、方技，无所不究。向死后，歆复为中垒校尉"④。哀帝即位后，其好友大司马王莽极力推荐刘歆，"大司马王莽举歆宗室有材行，为侍中太中大夫，迁骑都尉、奉车光禄大夫，贵幸"⑤，得到哀帝的信任。后来王莽就

---

① （东汉）班固：《汉书》卷三六，第 1960 页。
② （东汉）班固：《汉书》卷九八，第 4018 页。
③ （东汉）班固：《汉书》卷三六，第 1967 页。
④ （东汉）班固：《汉书》卷三六，第 1967 页。
⑤ （东汉）班固：《汉书》卷三六，第 1967 页。

国新都之后，刘歆失去了在政治上的依靠，继续负责群书的校订，最终完成了中国历史上第一次大规模的文献整理活动，“至成帝时，以书颇散亡，使谒者陈农求遗书于天下。诏光禄大夫刘向校经传诸子诗赋，步兵校尉任宏校兵书，太史令尹咸校数术，侍医李柱国校方技。每一书已，向辄条其篇目，撮其指意，录而奏之。会向卒，哀帝复使向子侍中奉车都尉歆卒父业”①。并完成了中国第一部目录学著作《七略》，“故有《辑略》，有《六艺略》，有《诸子略》，有《诗赋略》，有《兵书略》，有《术数略》，有《方技略》。今删其要，以备篇籍”②。“这次校书，内容和范围非常广泛，时间长达二十多年。经过刘向父子两代人和一大批专家学者的艰苦劳动，共编定官藏书籍 1.3 万多卷。……先秦及两汉时期的传统文化得以流传后世，刘向等人的功绩不可泯灭。……刘向、刘歆父子还将整理过程中积累的经验，总结出一套整理古代典籍的方法和原则，从而奠定了我国文献学的基础。”③

刘向明习《谷梁春秋》，“歆及向始皆治《易》，宣帝时，诏向受《谷梁春秋》，十余年，大明习”④。刘歆在校书时，发现了用先秦古文字撰写的《春秋左氏传》，他认为左丘明所处

① （东汉）班固：《汉书》卷三〇，第 1701 页。

② （东汉）班固：《汉书》卷三〇，第 1701 页。

③ 杜民喜、杜宏权：《刘向校书对后世的影响》，《求是学刊》1999 年第 2 期。

④ （东汉）班固：《汉书》卷三六，第 1967 页。

的时代与孔子相同，而公羊高、谷梁赤是孔子弟子子夏的弟子，左丘明所传之《春秋》可信度必然更高，“左丘明好恶与圣人同，亲见夫子，而公羊、谷梁在七十子后，传闻之与亲见之，其详略不同”①。刘歆便跟从丞相翟方进、太史令尹咸学习《春秋左氏传》的大义。关于《春秋左氏传》的研究自汉初已经进行，但相对于蓬勃发展的今文经而言，是一股暗流，“汉兴，北平侯张苍及梁太傅贾谊、京兆尹张敞、太中大夫刘公子皆修《春秋左氏传》。谊为《左氏传》训故，授赵人贯公，为河间献王博士，子长卿为荡阴令，授清河张禹长子。禹与萧望之同时为御史，数为望之言《左氏》，望之善之，上书数以称说。后望之为太子太傅，荐禹于宣帝，征禹待诏，未及问，会疾死。授尹更始，更始传子咸及翟方进、胡常。常授黎阳贾护季君，哀帝时待诏为郎，授苍梧陈钦子佚，以《左氏》授王莽，至将军。而刘歆从尹咸及翟方进受。由是言《左氏》者本之贾护、刘歆”②。成、哀时期，外戚专权，政治日益腐败，土地兼并盛行，农民奴隶化问题严重，农民起义风起云涌，出身于今文经学家的三公九卿们无法解决这些现实的社会政治问题，在这一背景之下，古文经学崛起，而刘歆便成为这股思潮的首倡者。由于《春秋左氏传》皆是古语古字，学者们多注重解释其字、词、句的意义，等到刘歆研究《春秋左氏传》时，

① （东汉）班固：《汉书》卷三六，第1967页。
② （东汉）班固：《汉书》卷八八，第3620页。

逐步采纳今文经的研究模式，以传文来附会解释儒家经典，并进一步加以阐述，进而形成了一种章句之学，这是对古文经学的重要创新。

“及歆亲近，欲建立《左氏春秋》及《毛诗》《逸礼》《古文尚书》皆列于学官。哀帝令歆与《五经》博士讲论其义，诸博士或不肯置对。”①哀帝亦欲承认古文经学的地位，命刘歆与五经博士们展开辩论，刘歆富有辩才，他们不愿给刘歆任何机会，拒绝辩论。刘歆气愤，直接给五经博士们写信，向他们发起挑战，揭示了今文经学存在的问题，它重微言大义，分析文字，言语琐碎，学者皓首而不能穷经，缺乏活力，难以为国家制礼作乐提供理论依据。强调了古文经的优点与价值，批判了今文经博士们故步自封、墨守成规的态度：

昔唐虞既衰，而三代迭兴，圣帝明王，累起相袭，其道甚著。周室既微而礼乐不正，道之难全也如此。是故孔子忧道之不行，历国应聘。自卫反鲁，然后乐正，《雅》《颂》乃得其所；修《易》，序《书》，制作《春秋》，以纪帝王之道。及夫子没而微言绝，七十子终而大义乖。重遭战国，弃笾豆之礼，理军旅之陈，孔氏之道抑，而孙吴之术兴。陵夷至于暴秦，燔经书，杀儒士，设挟书之法，行是古之罪，道术由是遂灭。汉兴，去圣帝明王

① （东汉）班固：《汉书》卷三六，第1967页。

遐远，仲尼之道又绝，法度无所因袭。时独有一叔孙通略定礼仪，天下唯有《易》卜，未有它书。至孝惠之世，乃除挟书之律，然公卿大臣绛、灌之属咸介胄武夫，莫以为意。至孝文皇帝，始使掌故晁错从伏生受《尚书》。《尚书》初出于屋壁，朽折散绝，今其书见在，时师传读而已。《诗》始萌牙。天下众书往往颇出，皆诸子传说，犹广立于学官，为置博士。在汉朝之儒，唯贾生而已。至孝武皇帝，然后邹、鲁、梁、赵颇有《诗》《礼》《春秋》先师，皆起于建元之间。当此之时，一人不能独尽其经，或为《雅》，或为《颂》，相合而成。《泰誓》后得，博士集而读之。故诏书称曰："礼坏乐崩，书缺简脱，朕甚闵焉。"时汉兴已七八十年，离于全经，固已远矣。

及鲁恭王坏孔子宅，欲以为宫，而得古文于坏壁之中，《逸礼》有三十九，《书》十六篇。天汉之后，孔安国献之，遭巫蛊仓卒之难，未及施行。及《春秋》左氏丘明所修，皆古文旧书，多者二十余通，藏于秘府，伏而未发。孝成皇帝闵学残文缺，稍离其真，乃陈发秘藏，校理旧文，得此三事，以考学官所传，经或脱简，传或间编。传问民间，则有鲁国桓公、赵国贯公、胶东庸生之遗学与此同，抑而未施。此乃有识者之所惜闵，士君子之所嗟痛也。往者缀学之士不思废绝之阙，苟因陋就寡，分文析字，烦言碎辞，学者罢老且不能究其一艺。信口说而背传记，是末师而非往古，至于国家将有大事，若立辟雍封禅巡狩之仪，则幽冥而莫知其原。犹欲保残守缺，挟恐见破之私意，而无从善服义之公心，或怀妒嫉，不考情实，雷同相从，随声是非，抑此三学，以《尚书》为备，谓左氏为不传《春秋》，岂不哀哉！

今圣上德通神明，继统扬业，亦闵文学错乱，学士若兹，虽昭其情，犹依违谦让，乐与士君子同之。故下明诏，试《左氏》可立不，遣近臣奉指衔命，将以辅弱扶微，与二三君子比意同力，冀得废遗。今则不然，深闭固距，而不肯试，猥以不诵绝之，欲以杜塞余道，绝灭微学。夫可与乐成，难与虑始，此乃众庶之所为耳，非所望士君子也。且此数家之事，皆先帝所亲论，今上所考视，其古文旧书，皆有徵验，外内相应，岂苟而已哉！

夫礼失求之于野，古文不犹愈于野乎？往者博士《书》有欧阳，《春秋》公羊，《易》则施、孟，然孝宣皇帝犹复广立《谷梁春秋》，《梁丘易》，《大小夏侯尚书》，义虽相反，犹并置之。何则？与其过而废之也，宁过而立之。传曰："文武之道未坠于地，在人；贤者志其大者，不贤者志其小者。"今此数家之言所以兼包大小之义，岂可偏绝哉！若必专己守残，党同门，妒道真，违明诏，失圣意，以陷于文吏之议，甚为二三君子不取也。①

① （东汉）班固：《汉书》卷三六，第1968—1971页。

刘歆的这篇檄文无异是对整个今文经统治集团的挑战，动摇了他们的“利禄之路”，上至三公九卿，下至大夫博士均以之为仇敌，不断上书弹劾，“是时名儒光禄大夫龚胜以歆移书上疏深自罪责，愿乞骸骨罢。及儒者师丹为大司空，亦大怒，奏歆改乱旧章，非毁先帝所立”①。哀帝为保刘歆，相继任命其为河内太守、五原太守、涿郡太守、安定属国都尉。平帝即位后，王莽再次担任大司马，刘歆终于迎来了其政治生涯中的转折点，“太后留歆为右曹太中大夫，迁中垒校尉，羲和，京兆尹，使治明堂辟雍，封红休侯。典儒林史卜之官，考定律历，著《三统历谱》”②。在王莽的支持下，古文经终于被立为博士，“平帝时，又立《左氏春秋》《毛诗》、逸《礼》、古文《尚书》，所以罔罗遗失，兼而存之，是在其中矣”③。古文经的崛起为王莽代汉及改制提供了重要的理论依据，“莽性躁扰，不能无为，每有所兴造，必欲依古得经文”④。

刘歆成为了王莽政治集团中的首席文化顾问，“于是附顺者拔擢，忤恨者诛灭。王舜、王邑为腹心，甄丰、甄邯主击断，平晏领机事，刘歆典文章，孙建为爪牙。丰子寻、歆子棻、涿郡崔发、南阳陈崇皆以材能幸于莽。莽色厉而言方，欲有所为，微见风采，党与承其指意而显奏之，莽稽首涕泣，固

① （东汉）班固：《汉书》卷三六，第1972页。
② （东汉）班固：《汉书》卷三六，第1972页。
③ （东汉）班固：《汉书》卷八八，第3621页。
④ （东汉）班固：《汉书》卷二四下，第1179页。

推让焉，上以惑太后，下用示信于众庶”①。在日后王莽进行的各项思想文化活动中，都能看到刘歆的身影，比如修建明堂、辟雍、灵台，设立《乐经》博士，每经增加五名博士，征集天下士人，讨论五经异同，议定九锡之礼等。

平帝死后，王莽挑选了年仅两岁的孺子婴即位，自称摄皇帝，此举引起了部分汉臣的强烈反对。居摄二年（7 年），东郡太守翟义起兵，立严乡侯刘信为天子，郡国响应，军至十万，王莽做出了周密的军事部署，书生刘歆披甲上阵，担任扬武将军屯守关中的南部屏障宛城，“乃拜其党亲轻车将军成武侯孙建为奋武将军，光禄勋成都侯王邑为虎牙将军，明义侯王骏为强弩将军，春王城门校尉王况为震威将军，宗伯忠孝侯刘宏为奋冲将军，中少府建威侯王昌为中坚将军，中郎将震羌侯窦兄为奋威将军，凡七人，自择除关西人为校尉军吏，将关东甲卒，发奔命以击义焉。复以太仆武让为积弩将军屯函谷关，将作大匠蒙乡侯逯并为横野将军屯武关，羲和红休侯刘歆为扬武将军屯宛，太保后丞丞阳侯甄邯为大将军屯霸上，常乡侯王恽为车骑将军屯平乐馆，骑都尉王晏为建威将军屯城北，城门校尉赵恢为城门将军，皆勒兵自备”②。

翟义被平定后，王莽加速了代汉的步伐，居摄三年年底，最终代汉自立。在大封功臣时，王莽还不忘刘歆的功劳，任命

① （东汉）班固：《汉书》卷九九上，第 4045—4046 页。

② （东汉）班固：《汉书》卷八四，第 3427 页。

其为国师，封其为嘉新公，又封其子刘叠为伊休侯，并尽力笼络，与其联姻，其太子王临娶刘歆的女儿刘愔为妻。但以王莽居摄为转折点，刘歆与王莽逐步决裂，刘歆是宗室大臣，世代忠诚于汉皇朝，他与王莽的联合亦有底线，王莽代汉正是触碰了他的底线，其愈发消极，在之后王莽的军政活动中很难再看到他的身影，“初，甄丰、刘歆、王舜为莽腹心，倡导在位，褒扬功德；‘安汉’、‘宰衡’之号及封莽母、两子、兄子，皆丰等所共谋，而丰、舜、歆亦受其赐，并富贵矣，非复欲令莽居摄也。居摄之萌，出于泉陵侯刘庆、前辉光谢嚣、长安令田终术。莽羽翼已成，意欲称摄。丰等承顺其意，莽辄复封舜、歆两子及丰孙。丰等爵位已盛，心意既满，又实畏汉宗室、天下豪杰。而疏远欲进者，并作符命，莽遂据以即真，舜、歆内惧而已”①。后来他的两个儿子刘棻、刘泳参与了甄丰谋反案而被杀，“时（甄丰）子寻为侍中京兆大尹茂德侯，即作符命，言新室当分陕，立二伯，以丰为右伯，太傅平晏为左伯，如周召故事。莽即从之，拜丰为右伯。当述职西出，未行，寻复作符命，言故汉氏平帝后黄皇室主为寻之妻。莽以诈立，心疑大臣怨谤，欲震威以惧下，因是发怒曰：‘黄皇室主天下母，此何谓也！’收捕寻。寻亡，丰自杀。寻随方士入华山，岁余捕得，辞连国师公歆子侍中东通灵将、五司大夫隆威侯棻，棻弟右曹长水校尉伐虏侯泳，大司空邑弟左关将军掌威侯奇，及

---

① （东汉）班固：《汉书》卷九九中，第 4123 页。

歆门人侍中骑都尉丁隆等，牵引公卿党亲列侯以下，死者数百人。寻手理有‘天子’字，莽解其臂入视之，曰：‘此一大子也，或曰一六子也。六者，戮也。明寻父子当戮死也。’乃流棻于幽州，放寻于三危，殛隆于羽山，皆驿车载其尸传致云”①。地皇二年（公元21年），太子王临与妻子刘愔密谋反莽，王莽发现后，皆自杀，“初莽妻以莽数杀其子，涕泣失明，莽令太子临居中养焉。莽妻旁侍者原碧，莽幸之。后临亦通焉，恐事泄，谋共杀莽。临妻愔，国师公女，能为星，语临宫中且有白衣会。临喜，以为所谋且成。后贬为统义阳王，出在外第，愈忧恐。会莽妻病困，临予书曰：‘上于子孙至严，前长孙、中孙年俱三十而死。今臣临复适三十，诚恐一旦不保中室，则不知死命所在！’莽侯妻疾，见其书，大怒，疑临有恶意，不令得会丧。既葬，收原碧等考问，具服奸、谋杀状。莽欲秘之，使杀案事使者司命从事，埋狱中，家不知所在。赐临药，临不肯饮，自刺死。……愔亦自杀”②。刘歆必然对王莽有切齿之恨，但国师公只是一个荣誉虚位，没有实权，他只有韬光养晦，蓄势待发。

地皇四年（23年）六月，昆阳一战，王莽40万主力尽丧，再也无力进攻更始军与赤眉军了，只能被动防御，王莽已经步入了日暮穷途。反莽的时机到来了，卫将军王涉，大司马

---

① （东汉）班固：《汉书》卷九九中，第4123页。

② （东汉）班固：《汉书》卷九九下，第4165页。

董忠，与刘歆密谋发动军事政变，但是刘歆迷信于天象，耽误了起兵的最佳时机，被人告发，王莽将三人骗入宫中，董忠被杀，刘歆、王涉自杀，“先是，卫将军王涉素养道士西门君惠。君惠好天文谶记，为涉言：‘星孛扫宫室，刘氏当复兴，国师公姓名是也。’涉信其言，以语大司马董忠，数俱至国师殿中庐道语星宿，国师不应。后涉特往，对歆涕泣言：‘诚欲与公共安宗族，奈何不信涉也！’歆因为言天文人事，东方必成。涉曰：‘新都哀侯小被病，功显君素嗜酒，疑帝本非我家子也。董公主中军精兵，涉领宫卫，伊休侯主殿中，如同心合谋，共劫持帝，东降南阳天子，可以全宗族；不者，俱夷灭矣！’伊休侯者，歆长子也，为侍中五官中郎将，莽素爱之。歆怨莽杀其三子，又畏大祸至，遂与涉、忠谋，欲发。歆曰：‘当待太白星出，乃可。’忠以司中大赘起武侯孙伋亦主兵，复与伋谋。伋归家，颜色变，不能食。妻怪问之，语其状。妻以告弟云阳陈邯，邯欲告之。七月，伋与邯俱告，莽遣使者分召忠等。时忠方讲兵都肄，护军王咸谓忠谋久不发，恐漏泄，不如遂斩使者，勒兵入。忠不听，遂与歆、涉会省户下。……中黄门各拔刃将忠等送庐，忠拔剑欲自刎，侍中王望传言大司马反，黄门持剑共格杀之。省中相惊传，勒兵至郎署，皆拔刃张弩。更始将军史谌行诸署，告郎吏曰：‘大司马有狂病，发，已诛。’皆令弛兵。莽欲以厌凶，使虎贲以斩马剑挫忠，盛以竹器，传曰‘反虏出’。下书赦大司马官属吏士为忠所诖误，谋反未发觉者。收忠宗族，以醇醯毒药、尺白刃丛棘并一坎而埋之。刘歆、王涉皆自杀。莽以二人骨肉旧臣，恶其内溃，故隐其诛”①。

刘歆出身宗室，天资聪颖，好学不倦，具有极强的功利心。他协助其父刘向进行了中国古代历史上第一次大规模的文献整理活动，并撰写了中国第一部目录学著作《七略》，使得大量的先秦典籍得以整理与存续，“西汉末年先后由刘向、刘歆父子总领，组织一批专家学者，花了二十多年时间，对当时留存的图书进行了一番清理：逐本予以定著，并且缮写清本，分类编目，予以保存。这是一次大规模的图书清理，不亚于后代之修《永乐大典》《四库全书》，而且从保存古籍的角度看，意义更大”②。刘歆有治学大才，兼通今古文经，在校书的过程中发现了《春秋左氏传》《逸礼》《毛诗》《古文尚书》等古文经书，并加以研习，将古文经学加以改造，由原来的训诂转变为章句，加以阐释，力求能为统治者解决现实的社会政治问题提供依据，为汉末渐趋衰颓的儒学注入了新鲜血液，为齐鲁文化的发展注入了新的动力。倘若刘歆潜心著述，笃志于学，必然能够成为一代大家，其成就不在董仲舒之下。但在“利禄之路”的影响下，大量士人的价值观出现了扭曲，博取高官厚禄成为他们研习经学的最终目的，刘歆亦不忘其父遗志，力图在政治上有所作为，封侯拜相，中兴汉室。与刘向不同的是，他

① （东汉）班固:《汉书》卷九九下，第4184—4185页。

② 熊铁基:《刘向校书详析》,《史学月刊》2006年第7期。

选择与王氏外戚合作，将中兴汉室的希望放到了王莽身上，在王莽的支持下，刘歆受封红休侯，官至羲和，古文经被立为博士，富贵已达极点。但王莽代汉触碰到了他的底线，加之其二子一女被王莽所杀，刘歆参与密谋军事政变，因事泄饮恨自杀。

曹　褒

曹褒字叔通，鲁国薛人。他的父亲是曹充，精通《庆氏礼》，光武帝任命其为博士，参与议定封禅礼，并跟随光武帝封禅泰山，回来之后，参与议定七郊、三雍、大射、养老礼仪。明帝即位之后，曹充上疏提出了制礼之事，“汉再受命，仍有封禅之事，而礼乐崩阙，不可为后嗣法。五帝不相沿乐，三王不相袭礼，大汉当自制礼，以示百世”①。明帝任命他为侍中。曹褒“作章句辩难”，创立并完善了庆氏学。

曹褒少年便继承了曹充的志向，“结发传充业，博雅疏通，尤好礼事”②。常常感慨东汉朝廷礼乐制度不完备，渴望像叔孙通那样为汉制定礼仪，昼夜研习，“寝则怀抱笔札，行则诵习文书，当其念至，忘所之适”③。后被举为孝廉，升任圉县令，他推行礼德之政，教化民众。当时别郡的五个盗贼来到圉县，被抓捕，陈留太守马严命令曹褒杀掉他们。曹褒推行儒家宽和

① （南朝宋）范晔：《后汉书》卷三五，第1201页。

② （南朝宋）范晔：《后汉书》卷三五，第1201页。

③ （南朝宋）范晔：《后汉书》卷三五，第1202页。

之政，致书拒绝："未绝人命者，天亦绝之。皋陶不为盗制死刑，管仲遇盗而升诸公。今承旨而杀之，是逆天心，顺府意也，其罚重矣。如得全此人命而身坐之，吾所愿也。"① 马严上书弹劾曹褒为官软弱，被免官，后又担任郡功曹。

后因精于《礼经》而被任命为博士。当时章帝想要制礼作乐，元和二年（185 年）下诏："《河图》称'赤九会昌，十世以光，十一以兴。'《尚书琁机钤》曰：'述尧理世，平制礼乐，放唐之文。'予末小子，托于数终，曷以缵兴，崇弘祖宗，仁济元元？《帝命验》曰：'顺尧考德，题期立象。'且三五步骤，优劣殊轨，况予顽陋，无以克堪，虽欲从之，末由也已。每见图书，中心恧焉。"② 曹褒顺承章帝旨意，上疏曰："昔者圣人受命而王，莫不制礼作乐，以著功德。功成作乐，化定制礼，所以救世俗，致祯祥，为万姓获福于皇天者也。今皇天降祉，嘉瑞并臻，制作之符，甚于言语。宜定文制，著成汉礼，丕显祖宗盛德之美。"③ 章帝将曹褒的奏疏交给太常，太常巢堪认为制礼作乐是"一世大典"，不可一蹴而就。

章帝知道这些大臣们难以形成共识，又下诏："朕以不德，膺祖宗弘烈。乃者鸾凤仍集，麟龙并臻，甘露宵降，嘉谷滋生，赤草之类，纪于史官。朕夙夜祗畏，上无以彰于先功，下

① （南朝宋）范晔：《后汉书》卷三五，第 1202 页。
② （南朝宋）范晔：《后汉书》卷三五，第 1202 页。
③ （南朝宋）范晔：《后汉书》卷三五，第 1202 页。

无以克称灵物。汉遭秦余，礼坏乐崩，且因循故事，未可观省，有知其说者，各尽所能。”① 曹褒看见诏书，深知章帝的心意，便告诉诸生：“昔奚斯颂鲁，考甫咏殷。夫人臣依义显君，竭忠彰主，行之美也。当仁不让，吾何辞哉！”② 于是再次上疏，请求制礼作乐。

章帝任命曹褒为侍中，南巡归来之后，下诏询问玄武司马班固制礼之事。班固回答说：“京师诸儒，多能说礼，宜广招集，共议得失。”③ 章帝曰：“谚言‘作舍道边，三年不成’。会礼之家，名为聚讼，互生疑异，笔不得下。昔尧作《大章》，一夔足矣。”④ 章和元年（87年），章帝令小黄门拿着班固呈上的叔孙通制定的《汉仪》12篇，到嘉德门交给曹褒，诏曰：“此制散略，多不合经，今宜依礼条正，使可施行。于南宫、东观尽心集作。”⑤ 将制礼作乐的权力交给了曹褒，曹褒夜以继日地撰写，在最短的时间内完成了这一任务，“既受命，乃次序礼事，依准旧典，杂以《五经》谶记之文，撰次天子至于庶人冠婚吉凶终始制度，以为百五十篇，写以二尺四寸简。其年十二月奏上”⑥。章帝为了避免不必要的争论，没有将这套礼制

---

① （南朝宋）范晔：《后汉书》卷三五，第1202—1203页。

② （南朝宋）范晔：《后汉书》卷三五，第1203页。

③ （南朝宋）范晔：《后汉书》卷三五，第1203页。

④ （南朝宋）范晔：《后汉书》卷三五，第1203页。

⑤ （南朝宋）范晔：《后汉书》卷三五，第1203页。

⑥ （南朝宋）范晔：《后汉书》卷三五，第1203页。

公之于众。一月之后章帝去世，和帝即位，提拔曹褒担任羽林左骑。永元四年（92 年），升任射声校尉。后太尉张酺、尚书张敏攻击曹褒擅自制定《汉礼》，应被诛杀。和帝没有惩罚他，其所制定的《汉礼》也不再施行。

曹褒在射声校尉任上，营舍内停有百余具士兵的棺材，曹褒亲自询问，小吏对曰："此等多是建武以来绝无后者，不得埋掩。"① 曹褒买了一些空地，将他们下葬，并祭祀他们。后来担任城门校尉、将作大匠。当时发生疾疫，曹褒多加赈济，送药施粥，赈灾多有成效。后被外放为河内太守，当时河内郡春夏大旱，粮价大涨。曹褒到职后，采取措施，"省吏并职，退去奸残"②，风调雨顺，秋天粮食大丰收，"百姓给足，流冗皆还"③。后来因为没有如实上奏灾情而被免官，后又被任命为侍中。永元十四年（101 年），死于任上。

曹褒"博物识古，为儒者宗"④，为当时著名的儒学大师。一生著作颇丰，"作《通义》十二篇，演经杂论百二十篇，又传《礼记》四十九篇"⑤。收徒讲学，教授弟子千余人。他在儒学理论上颇有创新，创立发扬了庆氏礼学，并试图为东汉皇朝创建千秋礼制，他制作的《汉礼》虽然未能施行，但为后来胡

---

① （南朝宋）范晔：《后汉书》卷三五，第 1204 页。
② （南朝宋）范晔：《后汉书》卷三五，第 1205 页。
③ （南朝宋）范晔：《后汉书》卷三五，第 1205 页。
④ （南朝宋）范晔：《后汉书》卷三五，第 1205 页。
⑤ （南朝宋）范晔：《后汉书》卷三五，第 1205 页。

广“博综旧仪，立汉制度”[①] 提供了重要的借鉴。范晔对于曹褒的《汉礼》未能施行颇为遗憾，论曰：“汉初天下创定，朝制无文，叔孙通颇采经礼，参酌秦法，虽适物观时，有救崩敝，然先王之容典盖多阙矣，是以贾谊、仲舒、王吉、刘向之徒，怀愤叹息所不能已也。资文、宣之远图明懿美，而终莫或用，故知自燕而观，有不尽矣。孝章永言前王，明发兴作，专命礼臣，撰定国宪，洋洋乎盛德之事焉。而业绝天算，议黜异端，斯道竟复坠矣。夫三王不相袭礼，五帝不相沿乐，所以《咸》《茎》异调，中都殊绝。况物运迁回，情数万化，制则不能随其流变，品度未足定其滋章，斯固世主所当损益者也。且乐非夔、襄，而新音代起，律谢皋、苏，而制令亟易，修补旧文，独何猜焉？礼云礼云，曷其然哉！”[②]

---

① （南朝宋）范晔：《后汉书》志第四，第 3101 页。

② （南朝宋）范晔：《后汉书》卷三五《曹褒传》，第 1205 页。

何　休

何休，字邵公，任城国樊县人，是东汉时期著名的《公羊春秋》大师。他的父亲何豹，担任过少府。何休“为人质朴讷口”[①]，但心思缜密，精通《六经》，当世的儒生没有能够比得上他的。后以九卿的儿子被任命为郎中，但做官并非何休的专长，后以病辞职。

后来太傅陈蕃辟举他为吏，参与谋划政事。党锢之祸发生，陈蕃谋诛宦官失败，何休受到牵连，被禁锢做官，这恰好为何休潜心于学问提供了契机，他精心研究《公羊春秋》，“覃思不窥门，十有七年”[②]，于是创作了《春秋公羊解诂》，又注解了《孝经》《论语》、风角七分，他的作品多是创新之作，“皆经纬典谟，不与守文同说”[③]，“又以《春秋》驳汉事六百余条，妙得《公羊》本意”[④]。到了东汉中后期，今文经学愈加琐碎，

① （南朝宋）范晔：《后汉书》卷七九下，第 2582 页。
② （南朝宋）范晔：《后汉书》卷七九下，第 2583 页。
③ （南朝宋）范晔：《后汉书》卷七九下，第 2583 页。
④ （南朝宋）范晔：《后汉书》卷七九下，第 2583 页。

关于一部经书的解释就要多达上百万字，“秦近君能说《尧典》，篇目两字之说，至十余万言，但说‘曰若稽古’，三万言。”① 今文经学逐步谶纬化、神学化，以大量的谶纬神学内容去解释经义，以经义去附会谶纬神学，今文经学家们又拘泥于家法、师法，不能糅合诸家之说，今文经学走向衰落。何休力图重新唤起今文经学的活力，与其师博士羊弼共同创作了《春秋公羊墨守》《春秋左氏膏肓》《春秋谷梁废疾》，力图中兴《公羊春秋》学，但何休的努力不过是在今文经学彻底衰落之前最后的绝唱。

东汉政府解除党禁之后，何休又被征辟到司徒府做官。群臣认为何休道术深明，应当在皇帝身边顾问应对，灵帝身边的宠臣对其加以诋毁，仅被任命为议郎一职，后又升为谏议大夫，光和五年去世（182 年）。

何休是两汉公羊学之集大成者，一生潜心著述，其主要著作有《春秋公羊谥例》《春秋公羊解诂》《春秋谷梁废疾》《春秋左氏膏肓》《春秋汉议》《春秋公羊墨守》《春秋议》等。

《春秋公羊解诂》一书继承前人的观点，梳理已有的公羊“义例”，创设新“义例”，即五始、三科九旨、七等、六辅、二类，“《文谥例》云：‘此《春秋》五始、三科、九旨、七等、六辅、二类之义，以矫枉拨乱，为受命品道之端，正德之纪也。’”② 关

① （东汉）桓谭：《新论》，上海人民出版社 1977 年版，第 35 页。

② 李学勤主编：《春秋公羊传注疏》，第 5 页。

于这些“义例”，何休都有自己的解释，“《文谥例》下文云：‘五始者，元年、春、王、正月、公即位是也。七等者，州、国、氏、人、名、字、子是也。六辅者，公辅天子，卿辅公，大夫辅卿，士辅大夫，京师辅君，诸夏辅京师是也。二类者，人事与灾异是也。’”① “故何氏作《文谥例》云‘三科九旨者，新周故宋，以《春秋》当新王’，此一科三旨也；又云‘所见异辞，所闻异辞，所传闻异辞’，二科六旨也；又‘内其国而外诸夏，内诸夏而外夷狄’，是三科九旨也。”② 黄朴民在《何休评传》中对何休创设的公羊“义例”作了极高的评价，“何休设制‘义例’，是他成功地总结早期《春秋公羊》学理论的重要标志。它使《公羊》学的思想体系按照一定的逻辑完整地建立了起来，使《公羊》学的理论得以系统化、哲理化，从而能够更好地发挥其在借鉴历史经验、指导现实政治运作方面的社会功能。应该说，何休的‘义例’是完备的、深刻的，也是富有价值的，显示出何休本人高明于其《公羊》学的前辈，自从他的‘义例’面世并产生影响，其对早期《公羊》学的总结也基本宣告完成，并长期独领风骚，使得后世的《公羊》家很难超越他的成就。”③

何休是汉代《公羊春秋》学的总结者，其思想体系中的主体内容就是其政治思想，其政治思想颇为庞大，但层次分

① 李学勤主编：《春秋公羊传注疏》，第 5 页。

② 李学勤主编：《春秋公羊传注疏》，第 5 页。

③ 黄朴民：《何休评传》，南京大学出版社 2011 年版，第 92—93 页。

明，具有强烈的实践色彩，力图凭借“微言大义”再次解决东汉中后期的社会政治问题，从而促成“公羊学”的复兴。

何休全面继承了两汉《公羊春秋》学中的灾异理论，凡对日食、水灾、旱灾、虫灾，星象，地震等灾异现象均做出解释，可以说，阴阳灾异之谈无处不在。东汉中后期，外戚宦官交替专权，政治日益昏暗，今文经学日渐衰落，何休针对现实的社会政治问题，提出了自己富有特色的阴阳灾异理论。他对于灾异的阐释体现出了比前人更为浓厚的宗教神学色彩。对于《春秋公羊传》中的记载：“君子曷为为《春秋》？拨乱世，反诸正，莫近诸《春秋》。”何休加以神秘化的解说：“得麟之后，天下血书鲁端门曰：‘趋作法，孔圣没，周姬亡，彗东出，秦政起，胡破术，书记散，孔不绝。子夏明日往视之，血书飞为赤乌，化为白书，署曰《演孔图》，中有作图制法之状。孔子仰推天命，俯察时变，却观未来，豫解无穷，知汉当继大乱之后，故作拨乱之法以授之。’”[①] 完全是荒诞不经。其荒诞不经的灾异思想背后却体现着对现实政治的深切思考。针对东汉中后期皇权衰微的情况，何休利用灾异理论来维护皇权，批判分裂割据，“礼崩乐坏”，“山者，阳精，德泽所由生，君之象。河者，四渎，所以通道中国，与正道同。记山崩壅河者，此象诸侯失势，王道绝，大夫擅恣，为海内害，自是之后，六十年之中，弑君十四，亡国三十二，故溴梁之盟，遍刺天下之大

① 李学勤主编：《春秋公羊传注疏》，第 627 页。

夫”①。何休认为灾异的产生还是来源于昏暗的政治，统治者必须要改革政治，重树皇权，施行仁政，消除灾异，“言宣公于此天灾饥后，能受过变悟，明年复古行中，冬大有年，其功美过于无灾，故君子深为喜而侥幸之”②。

何休继承并发展了公羊家的“大一统”思想。这一理念萌生于春秋，孔子曰：“管仲相桓公，霸诸侯，一匡天下，民到于今受其赐。微管仲，吾其被发左衽矣。”③至战国时期，“大一统”思想已经形成，“孟子见梁襄王。出语人曰：‘望之不似人君，就之而不见所畏焉，卒然问曰：天下恶乎定？吾对曰：定于一。孰能一之？对曰：不嗜杀人者能一之。孰能与之？对曰：天下莫不与也。王知夫苗乎！七八月之间旱，则苗槁矣。天油然作云，沛然下雨，则苗浡然兴之矣。其如是，孰能御之？今夫天下之人牧，未有不嗜杀人者也。如有不嗜杀人者，则天下之民，皆引领而望之矣。诚如是也，民归之，由水之就下，沛然谁能御之？’”④“王者之等赋、政事、财万物，所以养万民也。田野什一，关市几而不征，山林泽梁以时禁发而不税，相地而衰政。理道之远近而致贡，通流财物粟米，无有滞留，使相归移也。四海之内若一家，故近者不隐其能，远者不疾其劳，无幽间隐僻之国莫不趋使而安乐之。夫是之谓人师，

① 李学勤主编：《春秋公羊传注疏》，第380—381页。

② 李学勤主编：《春秋公羊传注疏》，第362页。

③ 程树德：《论语集解》，第989页。

④ （清）焦循：《孟子正义》，第69—73页。

是王者之法也。”[①]“大一统”思想在先秦儒家诸子的倡导下，逐步深入人心，但这仅限于思想层面上。

秦汉皇朝是庞大的一统帝国，“大一统”思想有了发展的政治土壤。董仲舒提出：“《春秋》大一统者，天地之常经，古今之通义也。”[②]“惟圣人能属万物于一，而系之元也。终不及本所从来而承之，不能遂其功，是以《春秋》变一谓之元。元，犹原也。其义以随天地终始也。故人惟有终始也，而生不必应四时之变。故元者为万物之本。而人之元在焉。安在乎？乃在乎天地之前。故人虽生天气及奉天气者，不得与天元本、天元命而共违其所为也。故春正月者，承天地之所为也。继天之所为而终之也。其道相与共功持业。安容言乃天地之元？天地之元奚为于此恶施于人？大其贯承意之理矣。”[③]“《春秋》何贵乎元而言之？元者，始也，言本正也。道，王道也。王者，人之始也。王正则元气和顺、风雨时、景星见、黄龙下。王不正则上变天，贼气并见。”[④]董仲舒以“元”作为宇宙的本体，宇宙天地统一于元之下，落实到社会政治领域，则是“王正”，建立以王为核心的大一统政治。在董仲舒的努力下，“大一统”逐步哲理化。何休承袭董仲舒，将“大一统”思想进一步哲理化，丰富了其理论内涵：

---

① （清）王先谦：《荀子集解》，第 160—161 页。

② （东汉）班固：《汉书》卷五六，第 2523 页。

③ 苏舆：《春秋繁露义证》，第 68—70 页。

④ 苏舆：《春秋繁露义证》，第 100—101 页。

> 即位者，一国之始，政莫大于正始，故《春秋》以元之气，正天之端；以天之端，正王之政；以王之政，正诸侯之即位；以诸侯之即位，正境内之始。诸侯不上奉王之政，则不得即位，故先言正月，而后言即位。政不由王出，则不得为政，故先言王，而后言正月也。王者不承天以制号令，则无法，故先言春，而后言王。天不深正其元，则不能成其化，故先言元，而后言春。五者同日并见，相须成体，乃天人之大本，万物之所系，不可不察也。①

何休构想了由元气、天、王之政、诸侯之即位、境内之治五位一体的宇宙大一统模式，成为宇宙万物的根本。在这一模式中，五者相互联系，和谐运转，“王”的核心地位得到凸显。落实到现实的政治领域，统治者具有了改革政教的权威，“以上系于王，知王者受命，布政施教所制月也。王者受命，必徙居处，改正朔，易服色，殊徽号，变牺牲，异器械，明受之于天，不受之于人”②。

在“大一统”宇宙模式之中，何休不断强调天子的权威，“古者诸侯将朝天子，必先会间隙之地，考德行，一刑法，讲礼义，正文章，习事天子之仪，尊京师，重法度，恐过误。言

① 李学勤主编：《春秋公羊传注疏》，第10页。
② 李学勤主编：《春秋公羊传注疏》，第8页。

公者，不受于庙”[①]，“诸，君邑。防，臣邑。言及，别君臣之义。君臣之义正，则天下定矣”[②]。

何休抨击了春秋时期王权衰落，礼崩乐坏，不尊天子的混乱状态，“宫谓之室。刺周室之微，邪庶并篡，无一诸侯之助，四夫之救，如一家之乱也，故变京师言王室。不言成周，言王室者，正王以责诸侯也。传不事事悉解者，言不及外，外当责之，故正王可知也。不为天子讳者，方责天下不救之。”[③]“此象桓公德衰，强楚以邪胜正，僖公蔽于季氏，季氏蔽于陪臣，陪臣见信得权，僭立大夫庙，天意若曰蔽公室者，是人也，当去之。”[④]

何休坚决反对权臣秉政与贵戚擅权，他们对于天子权力的分割，最终瓦解了“大一统”的局面。何休抨击宋国外戚专权，“宋以内娶，故戚势下流，三世妃党争权相杀，司城惊逃，子哀奔亡，主或不知所任，朝廷久空”[⑤]。何休针对“尹氏立王子朝”[⑥]，抨击道：“时庶孽并篡，天王失位徙居，微弱甚，故急著正其号，明天下当救其难而事之。”[⑦]“贬言尹氏者，著世卿之权。尹氏贬，王子朝不贬者，年未满十岁，未知欲富贵，不

① 李学勤主编：《春秋公羊传注疏》，第 584 页。
② 李学勤主编：《春秋公羊传注疏》，第 181 页。
③ 李学勤主编：《春秋公羊传注疏》，第 514 页。
④ 李学勤主编：《春秋公羊传注疏》，第 232 页。
⑤ 李学勤主编：《春秋公羊传注疏》，第 291 页。
⑥ 李学勤主编：《春秋公羊传注疏》，第 519 页。
⑦ 李学勤主编：《春秋公羊传注疏》，第 519 页。

当坐，明罪在尹氏。”① 东汉外戚专权，政治昏暗，严重侵蚀了中央集权体制，这反映了何休对于现实政治的深切关注。

何休赞扬了孔子“堕三都”的行动，“郈，叔孙氏所食邑。费，季氏所食邑。二大夫宰吏数叛，患之，以问孔子，孔子曰：‘陪臣执国命，采长数叛者，坐邑有城池之固，家有甲兵之藏故也。’季氏说其言而堕之。故君子时然后言，人不厌其言。书者，善定公任大圣，复古制，弱臣势也。不书去甲者，举堕城为重。”②

在“大一统”思想之下，何休又继承并发展了孟子的仁义观和荀子的礼乐观。他认为帝王必须要恪守践行“仁义”的原则，正身率民，只有这样，才能以仁义导民，移风易俗，否则，只能使社会风气日渐衰败，“王者千里，畿内租税，足以共费；四方各以其职来贡，足以尊荣，当以至廉无为率先天下，不当求。求则诸侯贪，大夫鄙，士庶盗窃。求例时，此月者，桓行恶不能诛，反从求之，故独月”③。继而主张统治者推行“仁政”，“天子下大夫，系官氏名且字。系官者，卑不得专官事也。称伯者，上敬老也。上敬老则民益孝，上尊齿则民益弟，是以王者以父事三老，兄事五更，食之于辟雍，天子亲袒而割牲，执酱而馈，执爵而酳，冕而总干，率民之至也。先王之所以治天下者有五：贵有德，为其近于道也；贵臣，为其近

① 李学勤主编：《春秋公羊传注疏》，第519页。

② 李学勤主编：《春秋公羊传注疏》，第578页。

③ 李学勤主编：《春秋公羊传注疏》，第104页。

于君主也；贵老，为其近于父也；敬长，为其近于兄也；慈幼，为其近于子弟也。礼，君于臣而不名者有五：诸父兄不名，经曰‘王札子’是也，《诗》曰‘王谓叔父’是也；上大夫不名，祭伯是也；盛德之士不名，叔肸是也；老臣不名，宰渠伯纠是也。下去二时者，桓公无王而行，天子不能诛，反下聘之，故为贬，见其罪，明不宜”[①]。

他严厉抨击那些穷奢极欲、残暴不仁的君主，民众有权力讨伐他们，《春秋》记载“梁亡”，何休认为这是由于梁国国君推行严刑峻法造成的，“梁君隆刑峻法，一家犯罪，四家坐之，一国之中，无不被刑者。百姓一旦相率俱去，状若鱼烂。鱼烂从内发，故云尔。著其自亡者，明百姓得去之，君当绝者”[②]。何休虽然肯定了民众拥有反抗残暴国君的权力，但是他的目的还是要敦促统治者重视民众的力量，推行改革。

除了推行仁政之外，何休还提出一些改革措施。他认为统治者要优化选举制度，选拔贤能，扩大统治基础，“礼，诸侯三年一贡士于天子，天子命与诸侯辅助为政，所以通贤共治，示不独专，重民治至。大国举三人，次国举二人，小国举一人”[③]。何休还强调统治者要约法省禁，抑制土地兼并，轻徭薄赋，百姓要具有一定的生产资料。为了重新强化皇权，重建稳固的小农经济，他力主恢复“井田制”，“一夫一妇受田百

① 李学勤主编：《春秋公羊传注疏》，第 81 页。

② 李学勤主编：《春秋公羊传注疏》，第 241 页。

③ 李学勤主编：《春秋公羊传注疏》，第 114 页。

亩，以养父母妻子，五口为一家，公田十亩，即所谓十一而税也。……庐舍在内，贵人也。公田次之，重公也。私田在外，贱私也。井田之义：一曰无泄地气，二曰无费一家，三曰同风俗，四曰合巧拙，五曰通财货。因井田以为市，故俗语曰市井。种谷不得种一谷，以备灾害。田中不得有树，以妨五谷。还庐舍种桑荻杂菜，畜五母鸡两母豕，瓜果种疆畔，女上蚕织，老者得衣帛焉，得食肉焉，死者得葬焉。”①

何休认为礼乐渗透于社会政治的各个方面，强调其重要意义，是治国理政的重要手段：“故乐从中出，礼从外作也。礼乐接于身，望其容而民不敢慢，观其色而民不敢争，故礼乐者，君子之深教也，不可须臾离也。君子须臾离礼，则暴慢袭之；须臾离乐，则奸佞入之，是以古者天子诸侯，雅乐钟磬未曾离于庭，卿大夫御琴瑟未曾离于前，所以养仁义而除淫辟也。《鲁诗传》曰天子食日举乐，诸侯不释县，大夫、士日琴瑟，王者治定制礼，功成作乐，未制作之时，取先王之礼乐宜于今者用之。”② 何休在《春秋公羊解诂》阐述了多种礼制，如“会盟礼”“宗礼”“立储礼”“朝礼”、“丧葬礼”“婚礼”“军礼”“夫妻礼”等，以突出君、父在封建等级秩序中的地位。何休对破坏礼制的行为进行了猛烈的批判，针对“楚世子商臣弑其君髡”，何休解释为：“楚无大夫，言世子者，甚恶世子弑

① 李学勤主编：《春秋公羊传注疏》，第360页。

② 李学勤主编：《春秋公羊传注疏》，第50页。

父之祸也。不言其父，言其君者，君之于世子，有父之亲，有君之尊，言世子者，所以明有父之亲；言君者，所以明有君之尊，又责臣子当讨贼也。”①

除了论述礼的意义外，何休还论述了乐的移风易俗的社会政治功能，通过乐，仁义道德得以深入人心，“夫乐本起于和顺，和顺积于中，然后荣华发于外，是故八音者，德之华也；歌者，德之言也；舞者，德之荣也，故听其音可以知其德，察其诗可以达其意，论其数可以正其荣，荐之宗庙足以享鬼神，用之朝廷足以序群臣，立之学宫足以协万民。凡人之从上教也，皆始于音，音正则行正，故闻宫声，则使人温雅而广大；闻商声，则使人方正而好义；闻角声，则使人恻隐而好仁；闻征声，则使人整齐而好礼；闻羽声，则使人乐养而好施，所以感荡血脉，通流精神，存宁正性”②。

何休将“孝道”作为重要的治国之道，进而强调忠与孝的统一，二者不可偏废，“礼，父母之丧三年不从政，齐衰、大功之丧三月不从政，故孔子曰‘夏后氏三年之丧，既殡而致事；殷人既葬而致事；周人卒哭而致事。君子不夺人之亲，亦不可夺亲也。’”③

何休在继承儒家“夷夏之辨”问题的基础上，提出了自己的民族思想。孔子并不排斥夷狄，“子欲居九夷。或曰：‘陋，

---

① 李学勤主编：《春秋公羊传注疏》，第 276 页。
② 李学勤主编：《春秋公羊传注疏》，第 50 页。
③ 李学勤主编：《春秋公羊传注疏》，第 321 页。

如之何！’子曰：‘君子居之，何陋之有？’”[①] 强调华夏文明对于夷狄的教化。但是在“礼崩乐坏”的春秋时期，戎狄与楚夷对华夏诸国形成了军事上的威胁，孔子大力赞赏齐桓公“尊王攘夷”的行为，并肯定了其历史功绩，“霸诸侯，一匡天下，民到于今受其赐。微管仲，吾其被发左衽矣”[②]。孟子继承了孔子的民族思想，强调以华夏文明改变夷狄，“吾闻用夏变夷者，未闻变于夷者也。陈良，楚产也。悦周公仲尼之道，北学于中国，北方之学者，未能或之先也。彼所谓豪杰之士也”[③]。

从《春秋公羊解诂》来看，何休首先主张严格夷夏之防，华夏必须要强大，不能分裂，“不直言取邑者，深耻中国之无信也。前九年伐得郑，同盟于戏。楚伐郑不救，卒为郑所背，中国以弱，蛮荆以强，兵革亟作。萧鱼之会，服郑最难，不务长和亲，复相贪犯，故讳而言匿以起之”[④]。继而认为必须要“尊王攘夷”，“桓公先治其国以及诸夏，治诸夏以及夷狄，如王者为之，故云尔”[⑤]。并强调“夷夏之辨”就是道德之别，华夏诸国拥有的是道德优势，“中国者，礼义之国也。执者，治文也。君子不使无礼义制治有礼义，故绝不言执，正之言伐也。执天子大夫而以中国正之者，执中国尚不可，况执天子之

① 程树德：《论语集解》，第604—605页。
② 程树德：《论语集解》，第989页。
③ （清）焦循：《孟子正义》，第393页。
④ 李学勤主编：《春秋公羊传注疏》，第434页。
⑤ 李学勤主编：《春秋公羊传注疏》，第214页。

大夫乎？所以降夷狄，尊天子，为顺辞”①。只要夷狄学习礼乐道德，华夏诸国就能接纳他们，“《春秋》王鲁，因其始来聘，明夷狄能慕王化，修聘礼，受正朔者，当进之，故使称人也。称人当系国，而系荆者，许夷狄者不一而足”②。夷夏关系以道德为转移。只要夷狄不断学习礼乐道德，最终则会“进至其爵”，当然这是一个漫长的过程，“明当先正京师，乃正诸夏。诸夏正，乃正夷狄，以渐治之”③。“时吴强而无道，败齐临淄，乘胜大会中国，齐、晋前驱，鲁、卫骖乘，滕、薛侠毂而趋，以诸夏之众，冠带之国，反背天子而事夷狄，耻甚不可忍言，故深为讳辞，使若吴大以礼义会天下诸侯，以尊事天子，故进称子。”④

何休是在今文经学的发展历程中具有里程碑意义的一个历史人物，是两汉《公羊春秋》学的集大成者，他将“微言大义”发挥到了极致，使得《公羊》学理论更加系统化，形成了富有特色的阴阳灾异思想、“大一统”思想、仁义思想、礼乐思想、民族思想，力求以自己的理论来解决现实的社会政治问题，使今文经学重获活力。但由于今文经学的局限与封闭，何休的《公羊》思想未能适应当时法、道复兴的思想潮流，加之何休位卑职微，并未对当时的社会政治产生重要的影响。但何

---

① 李学勤主编：《春秋公羊传注疏》，第 57 页。

② 李学勤主编：《春秋公羊传注疏》，第 165 页。

③ 李学勤主编：《春秋公羊传注疏》，第 401 页。

④ 李学勤主编：《春秋公羊传注疏》，第 614 页。

休及其《公羊》思想，尤其是“大一统”思想、改革思想、民族思想等，为后世的统治者及思想家提供了重要的思想来源，在中国思想发展史上具有重要的地位。

郑　玄

郑玄，字康成，北海国高密人，两汉今古文经的集大成者。他出身名门，八世祖郑崇，哀帝时担任尚书仆射。郑玄年轻时担任乡啬夫，每次休假回家，常常到地方学官中学习，不喜欢担任吏职，他的父亲数次责备他，不能阻止他。后来干脆辞职到太学学习，跟随第五元先学习《京氏易》《公羊春秋》《三统历》《九章算术》，后又跟从张恭祖学习《礼记》《周官》《古文尚书》《左氏春秋》《韩诗》。这一阶段的刻苦攻读使郑玄熟悉了今古文经的主要经典，为他日后融合今古文经打下了坚实的基础。此时他认为“以山东无足问者”①，于是进入关中，通过涿郡卢植，拜于扶风马融门下。马融出身名门，是新息侯马援的从孙，为名震四方的古文经学大师。马融有门徒400多人，他采取的是转相教授的方式，能够登堂入室亲自接受其教育者仅有50多人，“融素骄贵，玄在门下，三年不得见，乃使高业弟子传授于

① （南朝宋）范晔：《后汉书》卷三五，第1207页。

玄”[①]。尽管如此，郑玄抓住这难得的求学机会，“日夜寻诵，未尝怠倦”[②]，并未得到马融的重视。有一次马融与学生们考论图纬时，为郑玄一举解决，马融“乃召见于楼上”[③]，得到马融的重视，郑玄得以亲自跟从马融学习，学成回归时，马融长叹道：“郑生今去，吾道东矣。”[④]

郑玄游学十几年回归乡里。因家贫，迁徙到东莱，一千多门生跟随他。等到党锢之祸发生，郑玄受到牵连，同郡孙嵩等40多人被禁锢，这恰恰为郑玄研读经学，潜心于学问提供了重要的契机，“隐修经业，杜门不出”[⑤]。当时的何休著《春秋公羊墨守》《春秋左氏膏肓》《春秋谷梁废疾》3篇文章来打击古文经，抬高今文经。郑玄乘机作《发墨守》《针膏肓》《起废疾》3篇文章加以反驳。何休不得不叹服道：“康成入吾室，操吾矛，以伐我乎！”[⑥]古文经学声威大振，彻底压倒了今文经：“初，中兴之后，范升、陈元、李育、贾逵之徒争论古今学，后马融答北地太守刘瑰及玄答何休，义据通深，由是古学遂明。”[⑦]

灵帝末年，解除党锢，大将军何进辟举其为吏。郑玄本

① （南朝宋）范晔：《后汉书》卷三五，第1207页。
② （南朝宋）范晔：《后汉书》卷三五，第1207页。
③ （南朝宋）范晔：《后汉书》卷三五，第1207页。
④ （南朝宋）范晔：《后汉书》卷三五，第1207页。
⑤ （南朝宋）范晔：《后汉书》卷三五，第1207页。
⑥ （南朝宋）范晔：《后汉书》卷三五，第1208页。
⑦ （南朝宋）范晔：《后汉书》卷三五，第1208页。

不愿应辟，州郡官员慑于大将军的权威，胁迫郑玄到任。何进“为设几杖，礼待甚优”①，郑玄不穿朝服，仅带幅巾而见。后逃出洛阳，后将军袁隗推荐郑玄为侍中，因行父丧而未能成行。北海国相孔融敬佩郑玄，亲自访问他，并命高密县令特别为郑玄设立一乡，号为“郑公乡”，号其里门为“通德门”，曰：“昔齐置‘士乡’，越有‘君子军’，皆异贤之意也。郑君好学，实怀明德。昔太史公、廷尉吴公、谒者仆射邓公，皆汉之名臣。又南山四皓有园公、夏黄公，潜光隐耀，世嘉其高，皆悉称公。然则公者仁德之正号，不必三事大夫也。今郑君乡宜曰‘郑公乡’。昔东海于公仅有一节，犹或戒乡人侈其门间，矧乃郑公之德，而无驷牡之路！可广开门衢，令容高车，号为‘通德门’。”②

董卓迁都长安之后，公卿举荐郑玄担任赵相，因道路断绝而没有赴任。当时黄巾军余部进攻青州，郑玄逃到徐州避难，徐州牧陶谦以师友之礼待之。建安元年（196 年），从徐州回到高密的路上，碰到了数万黄巾军，他们顾及郑玄的盛名，没有攻入高密县城。

当时大将军袁绍占据冀州，派使节邀请郑玄，在宴会中，郑玄最后到达，但袁绍亲自将他延请到上坐。当时袁绍的宾客多为豪杰名士，儒学修养颇高，他们认为郑玄未必能够尽通

① （南朝宋）范晔：《后汉书》卷三五，第 1208 页。

② （南朝宋）范晔：《后汉书》卷三五，第 1208 页。

六经，纷纷各持一端，群起而攻之。郑玄“依方辩对，咸出问表，皆得所未闻，莫不嗟服”①。应劭也投奔袁绍，他做过泰山太守，想拜郑玄为师，为了突出自己显贵的身份，自赞道：“故泰山太守应中远，北面称弟子何如？”② 郑玄笑道：“仲尼之门考以四科，回、赐之徒不称官阀。”③ 应劭惭愧。袁绍举郑玄为茂才，推荐其担任左中郎将，被郑玄拒绝。朝廷再次征召郑玄为大司农，并赐安车一乘。郑玄以病辞职回家。

建安五年春，郑玄病重。当时袁绍与曹操在官渡对峙，袁绍命袁谭逼迫郑玄随军效力。郑玄不得已随行，到元城时去世，74 岁。郑玄遗令薄葬，千余弟子缞绖送丧，作为一介儒生，可以称之为生荣死哀。

他的弟子们根据郑玄对《五经》问题的回答，依照《论语》作《郑志》8 篇。郑玄一生注解了《孝经》《尚书》《仪礼》《周易》《毛诗》《中候》《礼记》《尚书大传》《乾象历》《论语》，又编著了《毛诗谱》《鲁礼禘祫义》《驳许慎五经异义》《六艺论》《答临孝存周礼难》《天文七政论》，共 100 多万字。

郑玄一生亲历了顺、冲、质、桓、灵、献 6 朝，土地兼并浪潮严重侵蚀了小农经济，外戚宦官交替专权，政治日趋腐败，党锢之祸使得东汉皇朝失去了士大夫集团的拥护，农民起义风起云涌，最终爆发了黄巾大起义，造成了军阀割据的局

---

① （南朝宋）范晔：《后汉书》卷三五，第 1211 页。

② （南朝宋）范晔：《后汉书》卷三五，第 1211 页。

③ （南朝宋）范晔：《后汉书》卷三五，第 1211 页。

面，东汉皇朝分崩离析。郑玄清醒地认识到东汉皇朝已病入膏肓，身为一介儒生，他已经无能为力，所以他对朝廷的任命多采取不合作的态度，“危邦不入，乱邦不居”[①]。当然更重要的是郑玄善于扬长避短，对自己有一个清醒的定位，淡于名利，潜心于学，终成一代大家。郑玄曾经病重时，创作了《戒子书》，正是他对于自己人生选择的阐述：

吾家旧贫，不为父母群弟所容，去厮役之吏，游学周、秦之都，往来幽、并、兖、豫之域，获觐乎在位通人，处逸大儒，得意者咸从捧手，有所受焉。遂博稽《六艺》，粗览传记，时睹秘书纬术之奥。年过四十，乃归供养，假田播殖，以娱朝夕。遇阉尹擅势，坐党禁锢，十有四年，而蒙赦令，举贤良方正有道，辟大将军三司府。公车再召，比牒并名，早为宰相。惟彼数公，懿德大雅，克堪王臣，故宜式序。吾自忖度，无任于此，但念述先圣之元意，思整百家之不齐，亦庶几以竭吾才，故闻命罔从。而黄巾为害，萍浮南北，复归邦乡。入此岁来，已七十矣。宿素衰落，仍有失误，案之礼典，便合传家。今我告尔以老，归尔以事，将闲居以安性，覃思以终业。自非拜国君之命，问族亲之忧，展敬坟墓，观省野物，胡尝扶杖出门乎！家事大小，汝一承之。咨

① 程树德：《论语集释》，第540页。

尔茕茕一夫，曾无同生相依。其勖求君子之道，研钻勿替，敬慎威仪，以近有德。显誉成于僚友，德行立于己志。若致声称，亦有荣于所生，可不深念邪！可不深念邪！吾虽无绂冕之绪，颇有让爵之高。自乐以论赞之功，庶不遗后人之羞。末所愤愤者，徒以亡亲坟垄未成，所好群书率皆腐敝，不得于礼堂写定，传与其人。日西方暮，其可图乎！家今差多于昔，勤力务时，无恤饥寒。菲饮食，薄衣服，节夫二者，尚令吾寡恨。若忽忘不识，亦已焉哉！①

郑玄是糅合今古文经的一位里程碑式的人物。东汉皇朝建立后，将古文经博士废除，重新独尊今文经："昔王莽、更始之际，天下散乱，礼乐分崩，典文残落。及光武中兴，爱好经术，未及下车，而先访儒雅，采求阙文，补缀漏逸。先是四方学士多怀协图书，遁逃林薮。自是莫不抱负坟策，云会京师，范升、陈元、郑兴、杜林、卫宏、刘昆、桓荣之徒，继踵而集。于是立《五经》博士，各以家法教授，《易》有施、孟、梁丘、京氏，《尚书》欧阳、大小夏侯，《诗》齐、鲁、韩，《礼》大小戴，《春秋》严、颜，凡十四博士，太常差次总领焉。"② 发展到东汉中后期，今文经过于注重"微言大义"，加

---

① （南朝宋）范晔：《后汉书》卷三五，第1209—1210页。

② （南朝宋）范晔：《后汉书》卷七九上，第2545页。

之又与谶纬迷信相结合，宗教神学色彩浓厚，极度僵化繁琐，每经多至百余万字，儒生们皓首而不能穷经，在面对国家大事时，难以提供理论上的指导。古文经学注重名物训诂，尊重历史事实，较多地保留了先秦文献材料，虽然并未立于学官，但在与今文经的论战中不断发展壮大，获得了统治者的青睐，“肃宗立，降意儒术，特好《古文尚书》《左氏传》。建初元年，诏逵入讲北宫白虎观、南宫云台。帝善逵说，使发出《左氏传》大义长于二传者”①，“书奏，帝嘉之，赐布五百匹，衣一袭，令逵自选《公羊》严、颜诸生高才者二十人，教以《左氏》，与简纸经传各一通”②。至东汉中后期，古文经学派超过了今文经学派的势力。无论是今文经，还是古文经，家法、师法森严，各有优劣，相互排斥，对于经义的解释越来越脱离社会现实，难以形成一种文化的合力对现实政治施加影响。要想在思想上取得突破，对政治有所裨补，必须要兼采今文经与古文经的优点，以成一家之言，今文经与古文经的融合已是大势所趋，“在东汉后期，古文、今文、谶纬逐渐熔为一炉，学者兼收并蓄，择善而从，开创了所谓的通学时代”③。郑玄使得二经的融合成为现实。

郑玄以古文经为宗，兼采今文经，打破师法、家法的藩

---

① （南朝宋）范晔：《后汉书》卷三六，第 1236 页。

② （南朝宋）范晔：《后汉书》卷三六，第 1239 页。

③ 王承略：《郑玄与今古文经学》，山东文艺出版社 2004 年版，第 21 页。

篱，又能提出自己的观点，自成一家之言，称为“郑学”。郑玄是通过注解经书的方式来融合今文经与古文经。为了注解经书，必须要确定经书的文本。郑玄综合今古文经学版本确定文本，“如整理《周易》，主要用费氏本，亦兼采施、孟、梁丘三家之本。整理《尚书》，主要用杜林所传古本，同时也兼采欧阳氏和大、小夏侯所传的今文。整理《诗》，用古文的《毛诗》，也兼采齐、鲁、韩三家的今文。整理《论语》，以《鲁论》为底本，而用《古论》加以校正。整理《仪礼》，也兼采今古文。《周礼》《礼记》虽无今古文之别，但有不同版本”[①]。郑玄一改汉儒繁琐的章句注经模式，力求简要明晰，这一特点在注解《毛诗》《周礼》《仪礼》《礼记》中都得到了体现。

东汉时期，谶纬迷信之学盛行，郑玄在这一背景之下形成了自己的唯心主义神学世界观。郑玄在注经中形成了一个神学系统，“礼，不王不禘。王者禘其祖之所自出，以其祖配之。”郑玄注：“凡大祭曰禘。自，由也。大祭其先祖所由生，谓郊祀天也。王者之先祖，皆感大微五帝之精以生，苍则灵威仰，赤则赤熛怒，黄则含枢纽，白则白招拒，黑则汁光纪，皆用正岁之正月郊祭之，盖特尊焉。《孝经》曰‘郊祀后稷以配天’，配灵威仰也；‘宗祀文王于明堂，以配上帝’，泛配五帝也。”[②]“以玉作六器，以礼天地四方。以苍璧礼天，以

① 安作璋、王志民主编：《齐鲁文化通史·秦汉卷》，中华书局 2004 年版，第 268 页。

② 李学勤主编：《礼记正义》，第 997 页。

黄琮礼地，以青圭礼东方，以赤璋礼南方，以白琥礼西方，以玄璜礼北方”，“此礼天以冬至，谓天皇大帝，在北极也。礼地以夏至，谓神在昆仑者也。礼东方以淳，谓苍精之帝，而太昊、句芒食焉。礼南方以夏，谓赤精之帝，而炎帝、祝融食焉。礼西方以立秋，谓白精之帝，而少昊、蓐收食焉。礼北方以立冬，谓黑精之帝，而颛顼、玄冥食焉。礼神者必象其类：璧圆，象天；琮八方，象地；圭锐，象春物初生；半圭曰璋，象夏物半死；琥猛象秋严；半璧曰璜，象冬闭藏，地上无物，唯天半见”①。但其神学思想并未超出汉儒宗教神学的范畴。

郑玄继承与发展了儒家的德治思想，他认为仁德是治理国家的重要手段：“《甫刑》曰：‘德威惟威，德明惟明。’非虞帝，其孰能如此乎？”郑玄注：“德所威则人皆畏之，言服罪也。德所明则人皆尊宠之，言得人也。”②强调统治者要仁义并重，“厚于仁者薄于义，亲而不尊。厚于义者薄于仁，尊而不亲。”郑玄注：“言仁义并行者也。仁多则人亲之，义多则人尊之。”③对于个人，郑玄认为要修德修身以求福佑，“《诗》云：‘莫莫葛藟，施于条枚。凯弟君子，求福不回。’”郑玄注：“凯，乐也。弟，易也。言乐易之君子，其求福修德以俟之，不为回邪之行以要之，如葛藟之延蔓于条枚，是其性

① 李学勤主编：《周礼注疏》，第477—478页。

② 李学勤主编：《礼记正义》，第1487页。

③ 李学勤主编：《礼记正义》，第1472页。

也。”①“故君子不可以不修身。思修身，不可以不事亲。思事亲，不可以不知人。思知人，不可以不知天。”郑玄注：“言修身乃知孝，知孝乃知人，知人乃知贤、不肖，知贤、不肖乃知天命所保佑。”②

郑玄强调以《春秋》经义决狱，“仲尼祖述尧舜，宪章文武，上律天时，下袭水土。”郑玄注：“此以《春秋》之义说孔子之德。孔子曰：‘吾志在《春秋》，行在《孝经》。’二经固足以明之，孔子所述尧、舜之道而制《春秋》，而断以文王、武王之法度。《春秋传》曰：‘君子曷为为《春秋》？拨乱世，反诸正，莫近诸《春秋》。其诸君子乐道尧舜之道与？末不亦乐乎？尧舜之知君子也。’又曰：‘是子也，继文王之体，守文王之法度。文王之法无求而求，故讥之也。’又曰：‘王者孰谓，谓文王也。’此孔子兼包尧、舜、文、武之盛德而著之《春秋》，以俟后圣者也。律，述也。述天时，谓编年，四时具也。袭，因也。因水土，谓记诸夏之事，山川之异。”③

此时儒家思想已经无法解决东汉末年的社会政治危机，郑玄吸收法家思想，儒法结合。郑玄认为要在不同的国家发展阶段制定不同的法令，“新国”用“轻法”，“平国”用“中典”，“乱国”用“重典”，“族师之职。周公新制礼。使民相共敕之法。康诰之时。周法未定。又新诛三监。务在尚宽。以

① 李学勤主编：《礼记正义》，第1480—1481页。

② 李学勤主编：《礼记正义》，第1440—1441页。

③ 李学勤主编：《礼记正义》，第1459—1460页。

安天下。先后异时。各有云为。乃谓是错。”① “新国者，新辟地立君之国。用轻法者，为其民未习于教。……平国，承平守成之国也。用中典者，常行之法。……乱国，篡弑叛逆之国。用重典者，以其化恶伐灭之。”② 法令要依据阶级构成、等级制度制定，“不与贤者犯法，其犯法则在八议轻重，不在刑书”③。“一曰议亲之辟”，“郑司农云：‘若今时宗室有罪，先请是也。’”④ “二曰议故之辟”，“郑司农云：‘故旧不遗，则民不偷。’”⑤ “三曰议贤之辟”，“郑司农云：‘若今时廉吏有罪，先请是也。’”⑥ “四曰议能之辟”，“能谓有道艺者。《春秋传》曰：‘夫谋而鲜过，惠训不倦者，叔向有焉，社稷之固也，犹将十世宥之，以劝能者。’”⑦ “五曰议功之辟”，“谓有大勋力立功者”⑧。“六曰议功之辟”，“郑司农云：‘若今时吏墨绶有罪，先请是也。’”⑨ “七曰议勤之辟”，“谓憔悴以事国”⑩。“八曰议宾之辟”，

---

① （东汉）郑玄撰，（魏）郑小同编：《郑志·卷中》，商务印书馆 1939 年版，第 18 页。
② 李学勤主编：《周礼注疏》，第 903 页。
③ 李学勤主编：《礼记正义》，第 78 页。
④ 李学勤主编：《周礼注疏》，第 915 页。
⑤ 李学勤主编：《周礼注疏》，第 915—916 页。
⑥ 李学勤主编：《周礼注疏》，第 916 页。
⑦ 李学勤主编：《周礼注疏》，第 916 页。
⑧ 李学勤主编：《周礼注疏》，第 916 页。
⑨ 李学勤主编：《周礼注疏》，第 916 页。
⑩ 李学勤主编：《周礼注疏》，第 916 页。

“谓所不臣者，三恪二代之后与?”①

郑玄还主张恢复肉刑：“墨，黥也，先刻其面，以墨窒之。劓，截其鼻也。今东西夷或以墨劓为俗，古刑人亡逃者之世类与？宫者，丈夫则割其势，女子闭于宫中，若今宦男女也。刖，断足也。周改膑作刖。杀，死刑。《书传》曰：‘决关梁、逾城郭而略盗者，其刑膑。男女不以义交者，其刑宫。触易君命，革舆服制度，奸宄盗攘伤人者，其刑劓。非事而事之，出入不以道义，而诵不详之辞者，其刑墨。降畔、寇贼、劫略、夺攘、矫虔者，其刑死。’此二千五百罪之目略也，其刑书则亡。夏刑大辟二百，膑辟三百，宫辟五百，劓墨各千，周则变焉，所谓刑罚世轻世重者也。”②

郑玄从“天人感应”的角度出发，认为执法必须要顺应时节。针对《公羊传》中提出的“孟夏之月，日在毕，昏翼中，旦婺女中。……靡草死，麦秋至，断薄刑，决小罪”③，郑玄认为不能在纯阳之月断狱决罪，“《祭统》曰‘草艾则墨’，谓立秋后也。刑无轻于墨者，今以纯阳之月，断刑决罪，与毋有坏堕自相违，似非。”④“季秋之月，日在房，昏虚中，旦柳中。……乃趣狱刑，毋留有罪”，郑玄注：“杀气已至，有罪者

① 李学勤主编：《周礼注疏》，第 917 页。

② 李学勤主编：《周礼注疏》，第 944 页。

③ 李学勤主编：《礼记正义》，第 489—494 页。

④ 李学勤主编：《礼记正义》，第 494 页。

即决也。”[①] 郑玄认为在量罪定刑方面不能有任何个人的情感，需以事实为根据，“邮罚丽于事”，郑玄注：“邮，过也。丽，附也。过人、罚人，当各附于其事，不可假他以喜怒。”[②]

郑玄强调法治的最终目的还是要加强专制主义中央集权，维护统治秩序，“大司寇之职”，郑玄注：“典，法也。诘，谨也。《书》曰：‘王耗荒，度作详刑，以诘四方。’”[③]“四方有乱狱，则往而成之”，郑玄注：“乱狱，谓若君臣宣淫、上下相虐者也。往而成之，犹吕步舒使治淮南狱。”[④]“凡盗贼军乡邑及家人，杀之无罪。”郑玄注：“谓盗贼群辈若军共攻盗乡邑及家人者，杀之无罪。若今时无故入人室宅庐舍，上人车船，牵引人欲犯法者，其时格杀之，无罪。”[⑤]

东汉末年，外戚宦官交替专权，政治黑暗，农民起义风起云涌，郑玄主张改革政治，缓和阶级矛盾，任用贤能，“《南山有台》，言太平之治以贤者为本。此采其爱友贤者，为邦家之基，民之父母，既欲其身之寿考，又欲其名德之长也”[⑥]。儒道结合，提出顺应民心的治国原则，“言是乃所谓使民自举贤者，因出之而使之长民，教以德行道艺于外也。使民自举能

---

① 李学勤主编：《礼记正义》，第 532—540 页。

② 李学勤主编：《礼记正义》，第 412 页。

③ 李学勤主编：《周礼注疏》，第 902 页。

④ 李学勤主编：《周礼注疏》，第 936 页。

⑤ 李学勤主编：《周礼注疏》，第 942 页。

⑥ 李学勤主编：《仪礼注疏》，第 151 页。

者，因人之而使之治民之贡赋田役之事于内也。言为政以顺民为本也。《书》曰：'天聪明自我民聪明，天明威自我民明威。'《老子》曰：'圣人无常心，以百姓心为心。'如是则古今未有遗民而可为治"①。

郑玄打破师法、家法藩篱，以注解群经的方式统一今古文经，既有继承又有创新，实现了齐鲁文化的统一与总结。他在注经中展现了自己渊博的学识，在注解中表达了自己对于现实社会政治问题的关注及其政治理想，其注释便成为对儒家经典的最权威的解释，被士林誉为一世儒宗，对齐鲁文化的传承与发展作出了重要的贡献。皮瑞锡在《经学历史》中客观地评价了郑玄的学术贡献：

> 经学盛于汉；汉亡而经学衰。桓、灵之间，党祸两见，志士仁人，多填牢户，文人学士，亦捍文网，固已士气颓丧而儒风寂寥矣。郑君康成，以博闻强记之才，兼高节卓行之美，著书满家，从学盈万。当时莫不仰望，称伊、洛以东，淮、汉以北，康成一人而已。咸言先儒多阙，郑氏道备。自来经师未有若郑君之盛者也。②

① 李学勤主编：《周礼注疏》，第299页。

②（清）皮锡瑞：《经学历史》，中华书局1959年版，第141页。

徐　干

徐干，字伟长，北海国剧人，他自幼好学，聪敏过人。灵帝之后，军阀割据，政治昏暗，徐干隐居乡里。曹操“挟天子以令诸侯”，统一北方，这为志在中兴汉室的士人们带来了希望。徐干欣然接受了曹操的任命，担任司空军谋祭酒掾属，后又转任五官中郎将文学，为五官中郎将曹丕的属官，彼此之间建立了深厚的友谊，“始文帝为五官将，及平原侯植皆好文学。粲与北海徐干字伟长、广陵陈琳字孔璋、陈留阮瑀字元瑜、汝南应玚字德琏、东平刘桢字公干并见友善”①。徐干虽然深得曹操父子的赏识，但他淡薄功名，潜心著述，完成《中论》20多篇。《先贤行状》曰：“干清玄体道，六行修备，聪识洽闻，操翰成章，轻官忽禄，不耽世荣。建安中，太祖特加旌命，以疾休息。后除上艾长，又以疾不行。”② 曹丕对他的评价为：“而伟长独怀文抱质，恬淡寡欲，有箕山之志，可谓彬彬

---

① （晋）陈寿：《三国志 · 魏书 · 王卫二刘傅传》，第599页。

② （晋）陈寿：《三国志 · 魏书 · 王卫二刘傅传》，第599页。

君子矣。著《中论》二十余篇，辞义典雅，足传于后。”①

《中论》是一部政论著作，蕴涵着丰富的修身治国思想，力图为统治者找到一条摆脱社会政治危机的重要途径，体现着徐干对现实政治的深刻思考。

《中论》一书以《治学》作为开篇。徐干论述了学习的必要性，学习是修身立德，陶冶性情，名垂后世的重要途径，“昔之君子成德立行，身没而名不朽，其故何哉？学也。学也者，所以疏神达思，怡情理性，圣人之上务也。民之初载，其蒙未知。譬如宝在于玄室，有所求而不见。白日照焉，则群物斯辩矣。学者，心之白日也”②。徐干还论述了学习的内容，即“六德”“六行”“六艺”，“故先王立教官，掌教国子，教以六德，曰智仁圣义中和；教以六行，曰孝友睦姻任恤；教以六艺，曰礼乐射御书数；三教备而人道毕矣。学犹饰也，器不饰则无以为美观，人不学则无以有懿德。有懿德，故可以经人伦；为美观，故可以供神明。故《书》曰：‘若作梓材，既勤朴斫，惟其涂丹雘。’”③

徐干还论述了学习的态度，学习要有坚定的意志，持之以恒，否则必然会功亏一篑：“子夏曰：‘日习则学不忘，自勉则身不堕，亟闻天下之大言则志益广。’故君子之于学也，其不懈犹上天之动，犹日月之行，终身亹亹，没而后已。故虽有

① （晋）陈寿：《三国志·魏书·王卫二刘傅传》，第602页。

② 孙启治：《中论解诂》，第1页。

③ 孙启治：《中论解诂》，第1页。

其才，而无其志，亦不能兴其功也。志者，学之师也；才者，学之徒也。学者不患才之不赡，而患志之不立。是以为之者亿兆，而成之者无几。故君子必立其志。《易》曰：'君子以自强不息。'大乐之成非取乎一音，嘉膳之和非取乎一味，圣人之德非取乎一道。故曰：学者，所以总群道也。群道统乎已心，群言一乎已口，唯所用之。故出则元亨，处则利贞，默则立象，语则成文。述千载之上若共一时，论殊俗之类若与同室，度幽明之故若见其情，原治乱之渐若指已效。故《诗》曰'学有缉熙于光明'，其此之谓也。"①

徐干还强调君子在研读典籍时，要勤于思考，触类旁通："夫独思则滞而不通，独为则困而不就。人心必有明焉，必有悟焉，如火得风而炎炽，如水赴下而流速。故太昊观天地而画八卦，燧人察时令而钻火，帝轩闻凤鸣而调律，仓颉视鸟迹而作书，斯大圣之学乎神明而发乎物类也。贤者不能学于远，乃学于近，故以圣人为师。昔颜渊之学圣人也，闻一以知十，子贡闻一以知二，斯皆触类而长之、笃思而闻之者也。非唯贤者学于圣人，圣人亦相因而学也。孔子因于文武，文武因于成汤，成汤因于夏后，夏后因于尧舜。故六籍者，群圣相因之书也。其人虽亡，其道犹存。今之学者勤心以取之，亦足以到昭明而成博达矣！"② 他批判了今古文经学家们耽于训诂章

---

① 孙启治：《中论解诂》，第 9—10 页。

② 孙启治：《中论解诂》，第 14 页。

句，忽略经学大义的治学方式，强调治学要以大义为重："凡学者，大义为先，物名为后，大义举而物名从之。然鄙儒之博学也，务于物名，详于器械，矜于诂训，摘其章句，而不能统其大义之所极，以获先王之心。此无异乎女史诵诗，内竖传令也。故使学者劳思虑而不知道，费日月而无成功。故君子必择师焉。"①

徐干认为统治者既要注重内在德智的修养，还要注重"法象"，即外在的威仪、容貌，注重维护封建等级礼制，以为民众之榜样，"夫法象立，所以为君子。法象者，莫先乎正容貌，慎威仪。是故先王之制礼也，为冕服采章以旌之，为佩玉鸣璜以声之，欲其尊也，欲其庄也，焉可懈慢也？夫容貌者，人之符表也。符表正故情性治；情性治故仁义存，仁义存故盛德著，盛德著故可以为法象，斯谓之君子矣。君子者，无尺土之封而万民尊之，无刑罚之威而万民畏之，无羽籥之乐而万民乐之，无爵禄之赏而万民怀之。其所以致之者，一也。故孔子曰：'君子威而不猛，泰而不骄。'《诗》云：'敬尔威仪，维民之则。'若夫堕其威仪，恍其瞻视，忽其辞令，而望民之则我者，未之有也。莫之则者，则慢之者至矣。小人见慢而致怨乎人，患己之卑而不知其所以然，哀哉。故《书》曰：'惟圣罔念作狂，惟狂克念作圣。'"②

① 孙启治：《中论解诂》，第14—15页。

② 孙启治：《中论解诂》，第21页。

徐干对于本末问题也是比较重视，并将本末思想纳入到德行的修养中。他以己为本，以人为末，强调先本后末，严己宽人，“自见”“自闻”“自虑”，“人心莫不有理道，至乎用之则异矣。或用乎己，或用乎人。用乎己者谓之务本，用乎人者谓之近末。君子之理也，先务其本，故德建而怨寡；小人之理也，先近其末，故功废而仇多。孔子之制《春秋》也，详内而略外，急己而宽人，故于鲁也小恶必书，于众国也大恶始笔。夫见人而不自见者谓之蒙，闻人而不自闻者谓之聩，虑人而不自虑者谓之瞀。故明莫大乎自见，聪莫大乎自闻，睿莫大乎自虑。此三者举之甚轻，行之甚迩，而人莫之知也。故知者举甚轻之事以任天下之重，行甚迩之路以穷天下之远。故德弥高而基弥固，胜弥众而爱弥广。《易》曰：‘复亨，出入无疾，朋来无咎。’其斯之谓与？君子之于己也，无事而不惧焉。我之有善，惧人之未吾好也；我之有不善，惧人之未吾恶也。见人之善，惧我之不能脩也；见人之不善，惧我之必若彼也。故其向道，止则隅坐，行则骖乘，上悬乎冠緌，下系乎带珮，昼也与之游，夜也与之息，此盘铭之谓‘日新’。《易》曰：‘日新之谓盛德。’孔子曰：‘弟子勉之！汝毋自舍，人犹舍汝，况自舍乎？人违汝其远矣！’”①

徐干还论述了自己的名实思想，先实后名，名从于实，若名不符实，必然伤实，“问者曰：‘仲尼恶殁世而名不称，又

① 孙启治：《中论解诂》，第 42—43 页。

疾伪名，然则将何执?’曰:‘是安足怪哉?名者，所以名实也。实立而名从之，非名立而实从之也。故长形立而名之曰长，短形立而名之曰短，非长短之名先立而长短之形从之也。仲尼之所贵者，名实之名也，贵名乃所以贵实也。夫名之系于实也，犹物之系于时也。物者，春也吐华，夏也布叶，秋也凋零，冬也成实。斯无为而自成者也。若强为之，则伤其性矣。名亦如之，故伪名者皆欲伤之者也。人徒知名之为善，不知伪善者为不善也，惑甚矣。求名有三，少而求多，迟而求速，无而求有。此三者不僻，为幽昧，离乎正道，则不获也，固非君子之所能也。”①

徐干在《中论》一书中提出了拯救危机的一系列主张，在徐干看来，国家治乱的关键在于国君，英明的国君必须胸怀四海，明于大道，拥有“仁”“惠”“明”“智”“权”“义”“威”“武”等特性，“故人君之所务者，其在大道远数乎?大道远数者，为仁足以覆帱群生，惠足以抚养百姓，明足以照见四方，智足以统理万物，权足以变应无端，义足以阜生财用，威足以禁遏奸非，武足以平定祸乱，详于听受，而审于官人，达于兴废之原，通于安危之分，如此则看道毕矣。”②

徐干认为英明的君主应该虚心纳谏，但更重要的是要善于识别取舍臣下的谏言，燕惠王听谏而伐齐失败，燕王哙纳谏

① 孙启治:《中论解诂》，第205—206页。

② 孙启治:《中论解诂》，第291—292页。

而亡国，高祖刘邦、光武帝刘秀纳良策弃短策终成帝王之业，“夫言或似是而非实，或似美而败事，或似顺而违道，此三者非至明之君不能察也。燕昭王使乐毅伐齐，取七十余城，莒与即墨未拔。昭王卒，惠王为太子时，与毅不平，即墨守者田单纵反间于燕，使宣言曰：‘王已死，城之不拔者二耳。乐毅与新王有隙，惧诛而不敢归，外以伐齐为名，实欲因齐人未附，故且缓即墨，以待其事。齐人所惧，惟恐他将之来，即墨残矣。’惠王以为然，使骑劫代之，大为田单所破。此则似是而非实者也。燕相子之有宠于王，欲专国政，人为之言于燕王哙曰：‘人谓尧贤者，以其让天下于许由也。许由不受，有让天下之名，而实不失天下。今王以国让于相子之，子之必不敢受，是尧与王同行也。’燕哙从之，其国大乱。……明君不察辞之巧拙也，二策并陈，而从其致己之福者。故高祖、光武能收群策之所长，弃群策之所短，以得四海之内，而立皇帝之号也。吴王夫差、楚怀王、顷襄王弃伍员、屈平之良谋，收宰嚭、上官之谀言，以失江汉之地，而丧宗庙之主。此二帝三王者，亦有从人，亦有违人，然而成败殊驰、兴废异门者，见策与不见策耳。不知从人甚易，而见策甚难。夷考其验，斯为甚矣。”①

徐干认为君主治国之本在于仁智，攻城略地则为末，项羽一味攻战，拒谏饰非，不施仁政，最终兵败之时，依然将自

---

① 孙启治：《中论解诂》，第 325—328 页。

己的失败归结于天命，“昔项羽既败，为汉兵所追，乃谓其余骑曰：‘吾起兵至今八年，身经七十余战，所击者服，遂霸天下。今而困于此，此天亡我，非战之罪也。’斯皆存亡所由，欲南反北者也。夫攻战，王者之末事也，非所以取天下也。王者之取天下也有大本，有仁智之谓也。仁则万国怀之，智则英雄归之，御万国、总英雄以临四海，其谁与争？若夫攻城必拔，野战必克，将帅之事也。羽以小人之器，暗于帝王之教，谓取天下一由攻战，矜勇有力，诈虐无亲，贪啬专利，功勤不赏。有一范增，既不能用，又从而疑之，至令愤气伤心，疽发而死。豪杰背叛，谋士违离，以至困穷，身为之虏。然犹不知所以失之，反嗔目溃围，斩将取旗，以明非战之罪，何其谬之甚与！高祖数其十罪，盖其大略耳。若夫纤介之失，世所不闻，其可数哉。且乱君之未亡也，人不敢谏；及其亡也，人莫能穷，是以至死而不寤，亦何足怪哉”①。

在徐干看来，要治理好一个国家仅靠英明的君主是不够的，还要有一个德能兼备的官僚队伍，选拔贤才成为治理国家的关键，若选用得人，必然国家大治，“帝者昧旦而视朝廷，南面而听天下，将与谁为之？岂非群公卿士欤？故大臣不可以不得其人也。大臣者，君之股肱耳目也，所以视听也，所以行事也。先王知其如是也，故博求聪明睿哲君子，措诸上位，执邦之政令焉。执政聪明睿哲，则其事举；其事举，则百僚任其

① 孙启治：《中论解诂》，第330—331页。

职；百僚任其职，则庶事莫不致其治；庶事致其治，则九牧之民莫不得其所。故《书》曰：'元首明哉，股肱良哉，庶事康哉。'"① 徐干认为大贤不受浮华交际之风的影响，为世俗所不容，居于陋巷之中，他以管仲、孔子为例，君主选贤必须摆脱世俗的标准，拔擢贤才，使其得志，"且大贤在陋巷也，固非流俗之所识也。何则？大贤为行也，裒然不自满，儡然若无能，不与时争是非，不与俗辩曲直，不矜名，不辞谤，不求誉，其味至淡，其观至拙。夫如是，则何以异乎人哉？其异乎人者，谓心统乎群理而不缪，智周乎万物而不过，变故暴至而不惑，真伪丛萃而不迷。故其得志，则邦家治以和，社稷安以固，兆民受其庆，群生赖其泽，八极之内同为一，斯诚非流俗之所豫知也。不然，安得赫赫之誉哉？其赫赫之誉者，皆形乎流俗之观，而曲同乎流俗之听也？君子固不然矣。昔管夷吾尝三战而皆北，人皆谓之无勇；与之分财取多，人皆谓之不廉；不死子纠之难，人皆谓之背义。若时无鲍叔之举，霸君之听，休功不立于世，盛名不垂于后，则长为贱丈夫矣。鲁人见仲尼之好让而不争也，亦谓之无能，为之谣曰：'素鞸羔裘，求之无尤。黑裘素鞸，求之无戾。'"②

徐干顺应法家思想复兴的趋势，提出了明赏罚的思想，赏罚是治理国家的必要手段，"政之大纲有二，二者何也？赏罚

① 孙启治：《中论解诂》，第305页。

② 孙启治：《中论解诂》，第312页。

之谓也。人君明乎赏罚之道，则治不难矣。夫赏罚者不在乎必重，而在于必行。必行则虽不重而民肃，不行则虽重而民怠，故先王务赏罚之必行。《书》曰：‘尔无不信，朕不食言。尔不从誓言，予则孥戮汝，罔有攸赦。’”①

徐干提出了推行法治要赏罚分明，并提出了赏罚的原则，即“中”。赏罚的推行既不能重也不能轻，需要适中，“天生烝民，其性一也。刻肌亏体，所同恶也；被文垂藻，所同好也。此二者常存，而民不治其身，有曰然也。当赏者不赏，当罚者不罚。夫当赏者不赏，则为善者失其本望，而疑其所行。当罚者不罚，则为恶者轻其国法，而怙其所守。苟如是也，虽日用斧钺于市，而民不去恶矣；日锡爵禄于朝，而民不兴善矣。是以圣人不敢以亲戚之恩而废刑罚，不敢以怨仇之忿而废庆赏。夫何故哉？将以有救也。故《司马法》曰：‘赏罚不踰时，欲使民速见善恶之报也。’踰时且犹不可，而况废之者乎？赏罚不可以疏，亦不可以数。数则所及者多，疏则所漏者多。赏罚不可以重，亦不可以轻。赏轻则民不劝，罚轻则民亡惧；赏重则民侥幸，罚重则民无聊。故先王明恕以听之，思中以平之，而不失其节也。故《书》曰：‘罔非在中，察辞于差。’夫赏罚之于万民，犹辔策之于驷马也。辔策不调，非徒迟速之分也，至于覆车而摧辕；赏罚之不明也，则非徒治乱之分也，至于灭国而丧身，可不慎乎！可不慎乎！故《诗》云：‘执辔如组，

① 孙启治：《中论解诂》，第357页。

两骖如舞。’言善御之可以为国也。”①

徐干总结了先秦两汉的历史，认为历法的制定与完善能够协调阴阳，消除灾祸，风调雨顺，稳定小农经济，国泰民安，“昔少皞氏之衰也，九黎乱德，民神杂糅，不可方物。颛顼受之，乃命南正重司天以属神，北正黎司地以属民，使复旧常，毋相侵黩。其后三苗复九黎之德，尧复育重、黎之后不忘旧者，使复典教之。故《书》曰：‘乃命羲、和，钦若昊天，历象日月星辰，敬授民时。’于是阴阳调和，灾厉不作，休徵时至，嘉生蕃育，民人乐康，鬼神降福。舜、禹受之，循而勿失也。及夏德之衰，而羲、和湎淫，废时乱日。汤、武革命，始作历明时，敬顺天数。故《周礼》太史之职，‘正岁、年以序事，颁之于官府及都鄙，颁告朔于邦国。’于是分、至、启、闭之日，人君亲登观台以望气，而书云物，为备者也。故周德既衰，百度堕替，而历数失纪。故鲁文公元年闰三月，《春秋》讥之，其《传》曰：‘非礼也。先王之正时也，履端于始，举正于中，归余于终。履端于始，序则不愆；举正于中，民则不惑；归余于终，事则不悖。’又哀公十二年十二月螽，季孙问诸仲尼，仲尼曰：‘丘闻之也，火复而后蛰者毕，今火犹西流，司历过也。’言火未伏，明非立冬之日。自是之后，战国构兵，更相吞灭，专以争强攻取为务，是以历数废而莫修，浸用乖缪。大汉之兴，海内新定，先王之礼法尚多有所缺，故因

① 孙启治：《中论解诂》，第357—358页。

秦之制，以十月为岁首，历用《颛顼》。孝武皇帝恢复王度，率由旧章，招五经之儒，徵术数之士，使议定汉历，及更用邓平所治，元起太初，然后分、至、启、闭不失其节，弦、望、晦、朔可得而验。成、哀之间，刘歆用平术而广之，以为《三统历》，比之众家，最为备悉。至孝章皇帝，年历疏阔，不及天时，及更用《四分历》旧法，元起庚辰。至灵帝，《四分历》犹复后天□□半日。于是会稽都尉刘洪更造《乾象历》，以追日月星辰之行，考之天文，于今为密。会宫车宴驾，京师大乱，事不施行，惜哉。"① 这是其民本思想的重要内容。

在东汉末年军阀割据政治黑暗的时代，徐干作为一个普通的儒生对这个时代有着自己的思考，他以士人特有的社会责任感，顺应法家思想复兴的趋势，提出了自己的治学思想、政治思想、法治思想、民本思想等。他将汉皇朝复兴的希望寄托于圣明的皇帝，贤能的百官，以及君子德行的修养，体现着对于现实社会政治的深切关注，其中不乏积极意义。

① 孙启治：《中论解诂》，第 247—256 页。

仲长统

仲长统，字公理，山阳国高平人。他生活于汉末军阀割据的时代，“少好学，博涉书记，赡于文辞。年二十余，游学青、徐、并、冀之间，与交友者多异之”①，以知人著称于世。他在并州曾劝诫袁绍的外甥并州刺史高干，“并州刺史高干，袁绍甥也。素贵有名，招致四方游士，士多归附。统过干，干善待遇，访以当时之事。统谓干曰：‘君有雄志而无雄才，好士而不能择人，所以为君深戒也。’干雅自多，不纳其言，统遂去之”②。不久曹操攻破并州，高干被杀，果如仲长统之言。

仲长统虽为儒生，但其颇有道家之风，往往不拘小节，快情肆志，优游岁月，“统性俶傥，敢直言，不矜小节，默语无常，时人或谓之狂生。每州郡命召，辄称疾不就。常以为凡游帝王者，欲以立身扬名耳，而名不常存，人生易灭，优游偃仰，可以自娱，欲卜居清旷，以乐其志。论之曰：‘使居有良

① （南朝宋）范晔：《后汉书》卷四九，第 1643—1644 页。

② （南朝宋）范晔：《后汉书》卷四九，第 1644 页。

田广宅，背山临流，沟池环匝，竹木周布，场圃筑前，果园树后。舟车足以代步涉之艰，使令足以息四体之役。养亲有兼珍之膳，妻孥无苦身之劳。良朋萃止，则陈酒肴以娱之；嘉时吉日，则亨羔豚以奉之。蹰躇畦苑，游戏平林，濯清水，追凉风，钓游鲤，弋高鸿。讽于舞雩之下，咏归高堂之上。安神闺房，思老氏之玄虚；呼吸精和，求至人之仿佛。与达者数子，论道讲书，俯仰二仪，错综人物。弹《南风》之雅操，发清商之妙曲。消摇一世之上，睥睨天地之间。不受当时之责，永保性命之期。如是，则可以陵霄汉，出宇宙之外矣。岂羡夫入帝王之门哉！'"① 并作诗两篇，以表其志：

飞鸟遗迹，蝉蜕亡壳。螣蛇弃鳞，神龙丧角。至人能变，达士拔俗。乘云无辔，骋风无足。垂露成帏，张霄成幄。沆瀣当餐，九阳代烛。恒星艳珠，朝霞润玉。六合之内，恣心所欲。人事可遗，何为局促？

大道虽夷，见几者寡。任意无非，适物无可。古来绕绕，委曲如琐。百虑何为，至要在我。寄愁天上，埋忧地下。叛散《五经》，灭弃《风》《雅》。百家杂碎，请用从火。抗志山栖，游心海左。元气为舟，微风为柂。敖翔太清，纵意容冶。②

---

① （南朝宋）范晔：《后汉书》卷四九，第1644页。

② （南朝宋）范晔：《后汉书》卷四九，第1645—1646页。

尚书令荀彧欣赏其才，举荐其为尚书郎，参谋军事。但其在军事上并无多少建树，后来其上司荀彧不满于曹操的专横，反对加九锡之议，引起曹操的不满，自杀。仲长统可能受到牵连，难以在军事政治上有所作为。但这却为其潜心著述提供了大量的时间，其代表作《昌言》应是在这一时期完成的。《昌言》共34篇，十几万字，但大都散佚了，我们只能从《后汉书·仲长统传》《群书治要》中的余篇来窥探仲长统的思想。

东汉末年，经学虽然衰颓，但依然是主导思想。但此时，政治黑暗，外戚宦官专权，农民起义风起云涌，匈奴、鲜卑、乌桓、羌骑兵不断内侵，军阀割据，经学已经不能够解决汉末的社会政治危机了。崇拜自然，注重个性生命的道家思想受到士人们的重视，仲长统的思想正是反映了这种儒道互补的时代特点。

仲长统在天人关系方面，重人事，反对鬼神迷信，批判灾异、图谶、符瑞，认为它们只不过是现实政治的反映，“和神气，惩思虑，避风湿，节饮食，适嗜欲，此寿考之方也。不幸而有疾，则针石汤药之所去也。肃礼容，居中正，康道德，履仁义，敬天地，恪宗庙，此吉祥之术也。不幸而有灾，则克己责躬之所复也。然而有祷祈之礼、史巫之事者，尽中正，竭精诚也。下世其本，而为奸邪之阶，于是淫厉乱神之礼兴焉，侜张变怪之言起焉，丹书厌胜之物作焉，故常俗忌讳可笑事，时世之所遂往，而通人所深疾也。且夫堀地九仞以取水，凿山百步以攻金，入林伐木不卜日，适野刈草不择时，及其构而居之，制而用之，则疑其吉凶，不亦迷乎？简郊社，慢祖祢，逆时令，背大顺，而反求福祐于不祥之物，取信诚于愚惑之人，不亦误乎？”①

仲长统认为高祖刘邦、光武帝刘秀统一天下，萧何、曹参、周勃、陈平、魏相、丙吉、霍光等拥刘兴汉，依靠的都是“人事”，完全强调“天道”，忽视“人事”则是亡国君臣，“昔高祖诛秦、项而陟天子之位，光武讨篡臣而复已亡之汉，皆受命之圣主也。萧、曹、丙、魏、平、勃、霍光之等，夷诸吕，尊大宗，废昌邑而立孝宣，经纬国家，镇安社稷，一代之名臣也。二主数子之所以震威四海、布德生民、建功立业、流名百世者，唯人事之尽耳，无天道之学焉。然则王天下、作大臣者，不待于知天道矣。所贵乎用天之道者，则指星辰以授民事，顺四时而兴功业，其大略也，吉凶之祥又何取焉？故知天道而无人略者，是巫医卜祝之伍、下愚不齿之民也。信天道而背人事者，是昏乱迷惑之主、覆国亡家之臣也。”②

仲长统明于天人之分，以人事为本，以天道为末，强调统治者在天人关系中居于主导地位：“问者曰：治天下者，壹之乎人事，抑亦有取诸天道也？曰：所取于天道者，谓四时之宜也；所壹于人事者，谓治乱之实也。《周礼》之冯相、保章其无所用耶？曰：大备于天人之道耳，是非治天下之本也，是非

① 孙启治译注：《昌言》，中华书局 2014 年版，第 235—238 页。

② 孙启治译注：《昌言》，第 275 页。

理生民之要也。曰：然则本与要奚所存耶？曰：王者官人无私，唯贤是亲，勤恤政事，屡省功臣，赏锡期于功劳，刑罚归乎罪恶，政平民安，各得其所，则天地将自从我而正矣，休祥将自应我而集矣，恶物将自舍我而亡矣。求其不然，乃不可得也。王者所官者，非亲属则宠幸也；所爱者，非美色则巧佞也。以同异为善恶，以喜怒为赏罚。取乎丽女，怠乎万机。黎民冤枉，类残贼。虽五方之兆不失四时之礼，断狱之政不违冬日之期，蓍龟积于庙门之中，牺牲群于丽碑之间，冯相坐台上而不下，祝史伏坛旁而不去，犹无益于败亡也。从此言之，人事为本，天道为末，不其然与？”①

仲长统认为真正圣明的君主专力于“人事”，自省于治道，则祥瑞自来：“故审我已善，而不复恃乎天道，上也；疑我未善，引天道以自济者，其次也；不求诸己，而求诸天者，下愚之主也。令夫王者诚忠心于自省，专思虑于治道，自省无愆，治道不谬，则彼嘉物之生，休祥之来，是我汲井而水出，爨灶而火燃者耳，何足以为贺者耶？故欢于报应，喜于珍祥，是劣者之私情，未可谓大上之公德也。”② 在谶纬神学弥漫的东汉末年，仲长统的唯物主义无神论思想确是一股清流。

仲长统以其强烈的社会责任感，提出了进行改革的总纲领，涉及政治、军事、教育、教化、伦理思想等领域，试图为

① 孙启治译注：《昌言》，第 278—279 页。

② 孙启治译注：《昌言》，第 283 页。

挽救东汉皇朝做出最后的努力："明版籍以相数阅，审什伍以相连持，限夫田以断并兼，定五刑以救死亡，益君长以兴政理，急农桑以丰委积，去末作以一本业，敦教学以移情性，表德行以厉风俗，核才艺以叙官宜，简精悍以习师田，修武器以存守战，严禁令以防僭差，信赏罚以验惩劝，纠游戏以杜奸邪，察苛刻以绝烦暴。审此十六者以为政务，操之有常，课之有限，安宁勿懈堕，有事不迫遽，圣人复起，不能易也。"① 仲长统认为只要统治者能够依此来进行改革必然能够中兴汉室。

在政治层面，仲长统批判了被外戚宦官所破坏的察举制度，现任官吏多为豺狼之官，他们无德无能，贪残横暴，故亟须改革选官制度，选拔君子之官，"苟使豺狼牧羊豚，盗跖主征税，国家昏乱，吏人放肆，则恶复论损益之间哉？夫人待君子然后化理，国待蓄积乃无忧患。君子非自农桑以求衣食者也，蓄积非横赋敛以取优饶者也。俸禄诚厚，则割剥贸易之罪乃可绝也；蓄积诚多，则兵寇水旱之灾不足苦也。故由其道而得之，民不以为奢；由其道而取之，民不以为劳。天灾流行，开仓库以禀贷，不亦仁乎？衣食有余，损靡丽以散施，不亦义乎？彼君子居位为士民之长，固宜重肉累帛，朱轮四马。今反谓薄屋者为高，藿食者为清，既失天地之性，又开虚伪之名，使小智居大位，庶绩不咸熙，未必不由此也。得拘絜而失才能，非立功之实也。以廉举而以贪去，非士君子之志也。夫选

---

① 孙启治译注：《昌言》，第171—172页。

用必取善士，善士富者少而贫者多，禄不足以供养，安能不少营私门乎？从而罪之，是设机置阱以待天下之君子也。”①

至于如何选拔君子官员，仲长统认为并不难，他根据人口比例选拔人才，千万百姓必然能够从中选拔一万的贤人，“向者，天下户过千万，除其老弱，但户一丁壮，则千万人也。遗漏既多，又蛮夷戎狄居汉地者尚不在焉。丁壮十人之中，必有堪为其什伍之长，推什长已上，则百万人也。又十取之，则佐史之才已上十万人也。又十取之，则可使在政理之位者万人也。以筋力用者谓之人，人求丁壮；以才智用者谓之士，士贵耆老。充此制以用天下之人，犹将有储，何嫌乎不足也？故物有不求，未有无物之岁也；士有不用，未有少士之世也。夫如此，然后可以用天性，究人理，兴顿废，属断绝，网罗遗漏，拱押天人矣。”②

在经济上，仲长统看到了豪强地主的土地兼并对于小农经济的破坏，力主恢复井田制，以限制土地兼并，恢复与发展小农经济，缓解贫富对立，“井田之变，豪人货殖，馆舍布于州郡，田亩连于方国。身无半通青纶之命，而窃三辰龙章之服；不为编户一伍之长，而有千室名邑之役。荣乐过于封君，埶力侔于守、令。财赂自营，犯法不坐。刺客死士，为之投命。至使弱力少智之子被穿，帷败寄死不敛，冤枉穷困，不敢

① 孙启治译注：《昌言》，第 180—181 页。

② 孙启治译注：《昌言》，第 177—178 页。

自理。虽亦由网禁疏阔，盖分田无限使之然也。今欲张太平之纪纲，立至化之基趾，齐民财之丰寡，正风俗之奢俭，非井田实莫由也。此变有所败，而宜复者也。”①

面对连年战争，灾害频发，国库亏空的事实，仲长统建议朝廷将大量无主荒地划为官地，授予百姓，并制定法令，限制豪强地主的土地兼并，并主张调整农业税率，由原来的三十税一变为什一之税，来充实国家财力：“今通肥饶之率，计稼穑之入，令亩收三斛，斛取一斗，未为甚多。一岁之间，则有数年之储，虽兴非法之役，恣奢侈之欲，广爱幸之赐，犹未能尽也。不循古法，规为轻税，及至一方有警，一面被灾，未逮三年，校计骞短，坐视战士之蔬食，立望饿殍之满道，如之何为君行此政也？二十税一，名之曰貊，况三十税一乎？夫薄吏禄以丰军用，缘于秦征诸侯，续以四夷。汉承其业，遂不改更，危国乱家，此之由也。今田无常主，民无常居，吏食日禀，禄班未定。可为法制，画一定科，租税十一，更赋如旧。今者土广民稀，中地未垦。虽然，犹当限以大家，勿令过制。其地有草者，尽曰官田，力堪农事，乃听受之，若听其自取，后必为奸也。”②

仲长统提倡德主刑辅，对于何时用德何时用法，他认为需要因时制宜，德虽为重要的治国之道，但是在特殊的时期，

---

① 孙启治译注：《昌言》，第164—165页。

② 孙启治译注：《昌言》，第185—186页。

必须要推行严刑峻法："德教者，人君之常任也，而刑罚为之佐助焉。古之圣帝明王所以能亲百姓，训五品，和万邦，蕃黎民，召天地之嘉应，降鬼神之吉灵者，实德是为，而非刑之攸致也。至于革命之期运，非征伐用兵则不能定其业；奸宄之成群，非严刑峻法则不能破其党。时势不同，所用之数亦宜异也。教化以礼义为宗，礼义以典籍为本，常道行于百世，权宜用于一时，所不可得而易者也。……故制不足，则引之无所至；礼无等，则用之不可依；法无常，则网罗当道路；教不明，则士民无所信。引之无所至，则难以致治，用之不可依，则无所取正，罗网当道路，则不可得而避，士民无所信，则其志不知所定，非治理之道也。"①

东汉末年，皇权不振，军阀割据，"禁网疏阔"，社会秩序被破坏，社会治安恶化，仲长统主张恢复肉刑："肉刑之废，轻重无品，下死则得髡钳，下髡钳则得鞭笞。死者不可复生，而髡者无伤于人。髡、笞不足以惩中罪，安得不至于死哉！夫鸡狗之攘窃、男女之淫奔、酒醴之赂遗、谬误之伤害，皆非值于死者也。杀之则甚重，髡之则甚轻，不制中刑以称其罪，则法令安得不参差，杀生安得不过谬乎？今患刑轻之不足以惩恶，则假臧货以成罪，托疾病以讳杀。科条无所准，名实不相应，恐非帝王之通法，圣人之良制也。或曰：过刑恶人，可也；过刑善人，岂可复哉？曰：若前政以来，未曾枉害善人者，

---

① 孙启治译注：《昌言》，第208页。

则有罪不死也，是为忍于杀人，而不忍于刑人也。今令五刑有品、轻重有数、科条有序、名实有正，非杀人、逆乱、鸟兽之行甚重者，皆勿杀。嗣周氏之秘典，续吕侯之祥刑，此又宜复之善者也。”①

仲长统猛烈批判了腐败的世风，指出了社会上存在“三俗”“三可贱”“三奸”，“天下士有三俗：选士而论族姓阀阅，一俗；交游趋富贵之门，二俗；畏服不接于贵尊，三俗。天下之士有三可贱：慕名而不知实，一可贱；不敢正是非于富贵，二可贱；向盛背衰，三可贱。天下学士有三奸焉：实不知，详不言，一也；窃他人之记，以成己说，二也；受无名者，移知者，三也。”②

仲长统还总结了先秦秦汉五百年治乱兴衰的历史，提出了历史循环论，开国之君励精图治，继体之君坐享盛世，末世之君荒政亡国，周而复始：

> 豪杰之当天命者，未始有天下之分者也。无天下之分，故战争者竞起焉。于斯之时，并伪假天威，矫据方国，拥甲兵与我角才智，程勇力与我竞雌雄，不知去就，疑误天下，盖不可数也。角知者皆穷，角力者皆负，形不堪复伉，势不足复校，乃始羁首系颈，就我之衔绁耳。

① 孙启治译注：《昌言》，第167—168页。

② 严可均：《全后汉文》，商务印书馆1999年版，第900页。

夫或曾为我之尊长矣，或曾与我为等侪矣，或曾臣虏我矣，或曾执囚我矣。彼之蔚蔚，皆匈詈腹诅，幸我之不成，而以奋其前志，讵肯用此为终死之分邪？

及继体之时，民心定矣。普天之下，赖我而得生育，由我而得富贵，安居乐业，长养子孙，天下晏然，皆归心于我矣。豪杰之心既绝，士民之志已定，贵有常家，尊在一人。当此之时，虽下愚之才居之，犹能使恩同天地，威侔鬼神，暴风疾霆不足以方其怒，阳春时雨不足喻其泽；周、孔数千，无所复角其圣；贲、育百万，无所复奋其勇矣。

彼后嗣之愚主，见天下莫敢与之违，自谓若天地之不可亡也，乃奔其私嗜，骋其邪欲，君臣宣淫，上下同恶。目极角抵之观，耳穷郑、卫之声。入则耽于妇人而不反，出则驰于田猎而不还。荒废庶政，弃亡人物，澶漫弥流，无所底极。信任亲爱者，尽佞谄容说之人也；宠贵隆丰者，尽后妃姬妾之家也。使饿狼守庖厨，饥虎牧牢豚，遂至熬天下之脂膏，斫生人之骨髓。怨毒无聊，祸乱并起，中国扰攘，四夷侵叛，土崩瓦解，一朝而去。昔之为我哺乳之子孙者，今尽是我饮血之寇仇也。至于运徙势去，犹不觉悟者，岂非富贵生不仁，沉溺致愚疾邪？存亡以之迭代，治乱从此周复，天道常然之大数也。①

---

① 孙启治译注：《昌言》，第141—145页。

他进一步分析了这一历史循环模式，在这五百年中有三次大乱，即春秋战国之乱，王莽之乱，当世之乱，期间还有许多战乱，“昔春秋之时，周氏之乱世也。逮乎战国，则又甚矣。秦政乘并兼之势，放虎狼之心，屠裂天下，吞食生人，暴虐不已，以招楚、汉用兵之苦，甚于战国之时也。汉二百年而遭王莽之乱，计其残夷灭亡之数，又复倍乎秦、项矣。以及今日，名都空而不居、百里绝而无民者，不可胜数。此则又甚于亡新之时也。悲夫！不及五百年，大难三起，中闲之乱，尚不数焉。变而弥猜，下而加酷，推此以往，可及于尽矣。嗟乎！不知来世圣人救此之道，将何用也？又不知天若穷此之数，欲何至邪?”[①] 进而总结出历史发展的规律是“乱世长而化世短”，“夫乱世长而化世短。乱世则小人贵宠，君子困贱。当君子困贱之时，局高天，蹐厚地，犹恐有镇厌之祸也。逮至清世，则复入于矫枉过正之检。老者耄矣，不能及宽饶之俗；少者方壮，将复困于衰乱之时。是使奸人擅无穷之福利，而善士挂不赦之罪辜。苟目能辩色，耳能辩声，口能辩味，体能辩寒温者，将皆以修洁为讳恶，设智巧以避之焉，况肯有安而乐之者邪？斯下世人主一切之愆也。”[②]

仲长统抛开君权神授、阴阳灾异去探讨历史发展的规律，从人文主义的角度提出了历史循环论，并详细探讨了历史循环

① 孙启治译注：《昌言》，第 154 页。
② 孙启治译注：《昌言》，第 148—149 页。

的过程与原因，虽然颇有悲观色彩，但毕竟以发展的眼光看待历史，超越了同时代的思想家。

仲长统所处的时代，军阀割据，政治黑暗，皇权衰落，他虽因其文采得到曹操、曹丕父子的欣赏，但本人仕途颇为坎坷，一身抱负难以施展，仅做到了郎官。在时代与个人经历的影响下，仲长统的思想发生了变化，儒道结合，外为道学，内为儒学。虽然在生活中他快情肆志，无为洒脱，但其内心依然持有着儒家积极有为的入世精神，他顺应道法复兴的思想潮流，为汉皇朝提出了改革纲领，在天人关系、政治、经济、德法关系、风俗批评、历史观方面提出了自己的观点，试图为挽救东汉皇朝做出最后的努力。由于仲长统的政治影响力较低，加之其某些思想较为迂阔，比如恢复井田制，对现实社会政治的影响较弱。仲长统引领了汉末的批判思潮，其思想对后世产生了深远影响，是汉末魏晋时期促成经学向玄学转变的一位重要代表人物。

孔　融

孔融，字北海，鲁国人，孔子第二十代孙。“七世祖霸，为元帝师，位至侍中。父宙，泰山都尉。”① 孔融幼年时聪慧过人，博览群书。10岁时，跟随其父到长安，深得当时的士林领袖河南尹李膺的赏识，“(李膺）以简重自居，不妄接士宾客，敕外自非当世名人及与通家，皆不得白。融欲观其人，故造膺门。语门者曰：‘我是李君通家子弟。’门者言之。膺请融，问曰：‘高明祖父尝与仆有恩旧乎？’融曰：‘然。先君孔子与君先人李老君同德比义，而相师友，则融与君累世通家。’众坐莫不叹息。太中大夫陈炜后至，坐中以告炜。炜曰：‘夫人小而聪了，大未必奇。’融应声曰：‘观君所言，将不早惠乎？’膺大笑曰：‘高明必为伟器。’”②

党锢之祸爆发后，党人领袖张俭为中常侍侯览所追捕，张俭投奔孔融的兄长孔褒，恰巧孔褒不在家，孔融以大义而收

① （南朝宋）范晔：《后汉书》卷七〇，第2261页。

② （南朝宋）范晔：《后汉书》卷七〇，第2261页。

留，“时融年十六，俭少之而不告。融见其有窘色，谓曰：‘兄虽在外，吾独不能为君主邪？’因留舍之。后事泄，国相以下，密就掩捕，俭得脱走，遂并收褒、融送狱。二人未知所坐。融曰：‘保纳舍藏者，融也，当坐之。’褒曰：‘彼来求我，非弟之过，请甘其罪。’吏问其母，母曰：‘家事任长，妾当其辜。’一门争死，郡县疑不能决，乃上谳之。诏书竟坐褒焉。”① 孔融由此显名于天下，与平原陶丘洪、陈留边让齐名，州郡争相辟举。

后被司徒杨赐辟举为吏，孔融多贬黜宦官亲族，受到尚书的斥责，但依然如故，深得士人们的赞许。河南尹何进升任大将军，杨赐派孔融去祝贺，因没有及时通报，孔融马上“夺谒还府”。何进以及河南官属大怒，想要派人去刺杀孔融。有个宾客劝说何进：“孔文举有重名，将军若造怨此人，则四方之士引领而去矣。不如因而礼之，可以示广于天下。”② 何进忌惮于孔融的名望，任命其为侍御史。

后被辟举为司空掾，又被任命为中军候。三天之后，升任虎贲中郎将。董卓专权之后，孔融对其“辄有匡正之言”③。因得罪董卓，转任其为议郎。当时黄巾余部攻击青州、徐州、兖州，而北海郡最为严重，董卓乘机任命孔融为北海相。

孔融到达北海后，安抚吏民，练兵保境，并主动出击黄巾军，结果大败，退守朱虚县，“融到郡，收合士民，起兵讲

---

① （南朝宋）范晔：《后汉书》卷七〇，第 2262 页。
② （南朝宋）范晔：《后汉书》卷七〇，第 2263 页。
③ （南朝宋）范晔：《后汉书》卷七〇，第 2263 页。

武，驰檄飞翰，引谋州郡。贼张饶等群辈二十万众从冀州还，融逆击，为饶所败，乃收散兵保朱虚县”①。在朱虚县收集了4万流民，设立学校，安抚士人，举荐贤良孝廉，“稍复鸠集吏民为黄巾所误者男女四万余人，更置城邑，立学校，表显儒术，荐举贤良郑玄、彭璆、邴原等。郡人甄子然、临孝存知名早卒，融恨不及之，乃命配食县社。其余虽一介之善，莫不加礼焉。郡人无后及四方游士有死亡者，皆为棺具而敛葬之”②。后又被黄巾军管亥击败，不得不求救于平阳相刘备，“黄巾复来侵暴，融乃出屯都昌，为贼管亥所围。融逼急，乃遣东莱太史慈求救于平原相刘备”③。孔融担任了6年的北海相，后“刘备表领青州刺史。建安元年，为袁谭所攻，自春至夏，战士所余裁数百人，流矢雨集，戈矛内接。融隐几读书，谈笑自若。城夜陷，乃奔东山，妻子为谭所虏”④。孔融在青州做官多年，志在匡扶汉室，但志大才疏，在政治军事上难有作为，屡战屡败，丢城失地。

此时，曹操将汉献帝迎接到许，献帝任命孔融为将作大将，后又担任少府，颇受重用，“每朝会访对，融辄引正定议，公卿大夫皆隶名而已”⑤。这时发生了太傅马日磾出使山东，因

---

① （南朝宋）范晔：《后汉书》卷七〇，第2263页。
② （南朝宋）范晔：《后汉书》卷七〇，第2263页。
③ （南朝宋）范晔：《后汉书》卷七〇，第2263页。
④ （南朝宋）范晔：《后汉书》卷七〇，第2264页。
⑤ （南朝宋）范晔：《后汉书》卷七〇，第2264页。

受袁术之辱而死的事件。朝廷想要对其加礼，孔融独自上书反对："日磾以上公之尊，秉髦节之使，衔命直指，宁辑东夏，而曲媚奸臣，为所牵率，章表署用，辄使首名，附下罔上，奸以事君。昔国佐当晋军而不挠，宜僚临白刃而正色。王室大臣，岂得以见胁为辞！又袁术僭逆，非一朝一夕，日磾随从，周旋历岁。《汉律》与罪人交关三日已上，皆应知情。《春秋》鲁叔孙得臣卒，以不发扬襄仲之罪，贬不书日。郑人讨幽公之乱，斫子家之棺。圣上哀矜旧臣，未忍追案，不宜加礼。"①他认为马日磾在袁术面前委曲苟活，失三公威仪，援引《春秋》，其非忠臣表率，不应加之以礼。

曹操掌握大权后，推行法治，不少人迎合曹操，建议朝廷恢复肉刑，孔融上书坚决反对："古者敦庬，善否不别，吏端刑清，政无过失。百姓有罪，皆自取之。末世陵迟，风化坏乱，政挠其俗，法害其人。故曰上失其道，民散久矣。而欲绳之以古刑，投之以残弃，非所谓与时消息者也。纣斫朝涉之胫，天下谓为无道。夫九牧之地，千八百君，若各刖一人，是下常有千八百纣也。求俗休和，弗可得已。且被刑之人，虑不念生，志在思死，类多趋恶，莫复归正。夙沙乱齐，伊戾祸宋，赵高、英布，为世大患。不能止人遂为非也，适足绝人还为善耳。虽忠如鬻拳，信如卞和，智如孙膑，冤如巷伯，才如史迁，达如子政，一离刀锯，没世不齿。是太甲之思庸，穆公

① （南朝宋）范晔：《后汉书》卷七〇，第 2265 页。

之霸秦，南睢之骨立，卫武之《初筵》，陈汤之都赖，魏尚之守边，无所复施也。汉开改恶之路，凡为此也。故明德之君，远度深惟，弃短就长，不苟革其政者也。”① 献帝采纳了孔融的意见。

汉献帝虽贵为皇帝，却为曹操之傀儡，各州诸侯不听号令，时有僭越，“是时荆州牧刘表不供职贡，多行僭伪，遂乃郊祀天地，拟斥乘舆”②。献帝在曹操的胁迫下欲下诏声讨刘表，孔融上书劝谏：

> 窃闻领荆州牧刘表桀逆放恣，所为不轨，至乃郊祭天地，拟仪社稷。虽昏僭恶极，罪不容诛，至于国体，宜且讳之。何者？万乘至重，天王至尊，身为圣躬，国为神器，陛级县远，禄位限绝，犹天之不可阶，日月之不可逾也。每有一竖臣，辄云图之，若形之四方，非所以杜塞邪萌。愚谓虽有重戾，必宜隐忍。贾谊所谓‘掷鼠忌器’，盖谓此也。是以齐兵次楚，唯责包茅；王师败绩，不书晋人。前以露袁术之罪，今复下刘表之事，是使跛牂欲窥高岸，天险可得而登也。案表跋扈，擅诛列侯，遏绝诏命，断盗贡篚，招呼元恶，以自营卫，专为群逆，主萃渊薮。郜鼎在庙，章孰甚焉！桑落瓦解，其

① （南朝宋）范晔：《后汉书》卷七〇，第2266—2267页。

② （南朝宋）范晔：《后汉书》卷七〇，第2269页。

势可见。臣愚以为宜隐郊祀之事，以崇国防。①

孔融引经据典，力劝献帝将此事大而化小，以拉拢刘表，进而对曹操形成一种外部的制衡。

孔融虽然贵为九卿，但既无地盘又无兵力，难以对曹操的专权形成有效的掣肘，凭借其博学多才数次讥讽曹操："初，曹操攻屠邺城，袁氏妇子多见侵略，而操子丕私纳袁熙妻甄氏。融乃与操书，称'武王伐纣，以妲己赐周公'。操不悟，后问出何经典。对曰：'以今度之，想当然耳。'后操讨乌桓，又嘲之曰：'大将军远征，萧条海外。昔肃慎不贡楛矢，丁零盗苏武牛羊，可并案也。'"②

曹操下达禁酒令，减省粮食，保障军粮供应，孔融又上书讥讽："酒之为德久矣。古先哲王，类帝禋宗，和神定人，以济万国，非酒莫以也。故天垂酒星之耀，地列酒泉之郡，人著旨酒之德。尧不千钟，无以建太平。孔非百觚，无以堪上圣。樊哙解厄鸿门，非豕肩钟酒，无以奋其怒。赵之厮养，东迎其王，非引卮酒，无以激其气。高祖非醉斩白蛇，无以畅其灵。景帝非醉幸唐姬，无以开中兴。袁盎非醇醪之力，无以脱其命。定国不酣饮一斛，无以决其法。故郦生以高阳酒徒，著功于汉；屈原不馎糟歠醨，取困于楚。由是观之，酒何负于政

① （南朝宋）范晔：《后汉书》卷七〇，第2269—2270页。

② （南朝宋）范晔：《后汉书》卷七〇，第2271—2272页。

哉?”后又上书曰:“昨承训答,陈二代之祸,及众人之败,以酒亡者,实如来诲。虽然,徐偃王行仁义而亡,今令不绝仁义;燕哙以让失社稷,今令不禁谦退;鲁因儒而损,今令不弃文学;夏、商亦以妇人失天下,今令不断婚姻。而将酒独急者,疑但惜谷耳,非以亡王为戒也。”①

曹操全力营建邺城之时,孔融又不合时宜地上奏了《请准古王畿制》:

> 臣闻先王分九圻以远及迩,《春秋》内诸夏而外夷狄。《诗》云:“封畿千里,惟民所止。”故曰天子之居,必以众大言之。周室既衰,六国力征授赂,割裂诸夏,镐京之制,商邑之度,历载弥久,遂以暗昧。秦兼天下,政不遵旧,革划五等,扫灭侯甸,筑城万里,滨海立门,欲以六合为一区,五服为一家。关卫不要,遂使陈、项作难,家庭临海,击柝不救。圣汉因循,未之匡改,犹依古法。颍川、南阳,陈留、上党,三海近郡,不封爵诸侯。臣愚以为千里国内,可略从《周官》六乡、六遂之文,分比北郡,皆令属司隶校尉,以正王赋,以崇帝室。役自近以宽远,徭华贡献,外薄四海,揆文奋武,各有典书。②

① (南朝宋)范晔:《后汉书》卷七〇,第2273页。
② 严可均:《全后汉文》,第833页。

孔融此时提出恢复周代的王畿千里之制，其目的是要遏制曹操的势力。由于数次触怒曹操，御史大夫郗虑乘机“承望风旨，以微法奏免融官”①。后来，曹操碍于孔融的声名，又任用他为太中大夫。孔融依然我行我素，广泛交结士人，举荐贤能，在他身边聚集了大量的士人，“性宽容少忌，好士，喜诱益后进。及退闲职，宾客日盈其门。常叹曰：‘坐上客恒满，尊中酒不空，吾无忧矣。’与蔡邕素善，邕卒后，有虎贲士貌类于邕，融每酒酣，引与同坐，曰：‘虽无老成人，且有典刑。’融闻人之善，若出诸己，言有可采，必演而成之，面告其短，而退称所长，荐达贤士，多所奖进，知而未言，以为己过，故海内英俊皆信服之。”② 最终引起了曹操的猜忌。

郗虑迎合曹操旨意，捏造孔融的罪过，令丞相军谋祭酒路粹弹劾孔融：“少府孔融，昔在北海，见王室不静，而招合徒众，欲规不轨，云‘我大圣之后，而见灭于宋，有天下者，何必卯金刀。’及与孙权使语，谤讪朝廷。又融为九列，不遵朝仪，秃巾微行，唐突宫掖。又前与白衣祢衡跌荡放言，云‘父之于子，当有何亲？论其本意，实为情欲发耳。子之于母，亦复奚为？譬如寄物缶中，出则离矣’。既而与衡更相赞扬。衡谓融曰：‘仲尼不死。’融答曰：‘颜回复生。’大逆不道，宜极重诛。”③ 孔融被下狱弃市，他的妻子与孩子均被诛杀，其9

---

① （南朝宋）范晔：《后汉书》卷七〇，第2272页。

② （南朝宋）范晔：《后汉书》卷七〇，第2277页。

③ （南朝宋）范晔：《后汉书》卷七〇，第2278页。

岁的儿子，7岁的女儿都未能幸免："初，女年七岁，男年九岁，以其幼弱得全，寄它舍。二子方弈棋，融被收而不动。左右曰：'父执而不起，何也？'答曰：'安有巢毁而卵不破乎！'主人有遗肉汁，男渴而饮之。女曰：'今日之祸，岂得久活，何赖知肉味乎？'兄号泣而止。或言于曹操，遂尽杀之。及收至，谓兄曰：'若死者有知，得见父母，岂非至愿！'乃延颈就刑，颜色不变，莫不伤之。"①

曹丕在《典论》中将孔融列为"建安七子"之首："魏文帝深好融文辞，每叹曰：'杨、班俦也。'募天下有上融文章者，辄赏以金帛。所著诗、颂、碑文、论议、六言、策文、表、檄、教令、书记凡二十五篇。"②他的散文大气刚劲，长于议论，具有鲜明的个性，其代表性散文为《荐祢衡疏》：

臣闻洪水横流，帝思俾乂，旁求四方，以招贤俊。昔孝武继统，将弘祖业，畴咨熙载，群士响臻。陛下睿圣，纂承基绪，遭遇厄运，劳谦日昃。惟岳降神，异人并出。窃见处士平原祢衡，年二十四，字正平，淑质贞亮，英才卓砾。初涉艺文，升堂睹奥，目所一见，辄诵于口，耳所暂闻，不忘于心。性与道合，思若有神。弘羊潜计，安世默识，以衡准之，诚不足怪。忠果正直，

① （南朝宋）范晔：《后汉书》卷七〇，第2279页。
② （南朝宋）范晔：《后汉书》卷七〇，第2279页。

志怀霜雪，见善若惊，疾恶如仇，任座抗行，史鱼厉节，殆无以过也。鸷鸟累百，不如一鹗。使衡立朝，必有可观。飞辩骋辞，溢气坌涌，解疑释结，临敌有余。昔贾谊求试属国，诡系单于；终军欲以长缨，牵致劲越。弱冠慷慨，前世美之。近日路粹、严象，亦用异才擢拜台郎，衡宜与为比。如得龙跃天衢，振翼云汉，扬声紫微，垂光虹霓，足以昭近署之多士，增四门之穆穆。钧天广乐，必有奇丽之观；帝室皇居，必蓄非常之宝。若衡等辈，不可多得。《激楚》《杨阿》，至妙之容，台牧者之所贪；飞兔、騕袅，绝足奔放，良、乐之所急。臣等区区，敢不以闻。陛下笃慎取士，必须效试。乞令衡以褐衣召见，必无可观采，臣等受面欺之罪。①

孔融作为一代名士，士林领袖，博学多才，注重文教，为官清正，举荐贤能。他竭力忠于汉献帝，忠于汉皇朝，但他既无地盘又无军权，缺乏军政才能，只能用离经叛道的言行来与曹操相抗衡，乃至于对顺应历史趋势的征伐乌桓、官渡之战、禁酒令等一系列重大活动都大加讥讽与反对。他志大才疏，恃才傲物，不知隐忍，最终触碰了曹操的底线而被杀。他特立独行的风格反映了汉末魏晋之际玄学兴起的趋势。

① 严可均：《全后汉文》，第 834 页。

附文 “守藩”：汉代列侯的文化角色

列侯之列，《说文解字注》曰：“引申为行列之义”[①]，功德之大，列显于世，至于享有高爵，“列者，言其功德列著，乃飨爵也”[②]。列侯之侯，有替天子守御四方之义，“《谥法》曰：执应八方曰侯。《孝经·援神契》曰：侯，候也，所以守番也。”[③]“汉兴，设爵二等，曰王，曰侯。”[④]列侯爵作为汉代的第二等高爵，在汉代统治阶层中占据了极为显赫的地位。

关于汉代列侯的研究，长期以来一直是学术界研究的热点问题，学界已经从宏观与微观两个层面上进行了较为全面系统的研究，相关成果主要围绕着政治制度史、社会经济史、侯国地理沿革等展开，但是对于列侯与文化的研究却尚有空间。

---

① （东汉）许慎撰，（清）段玉裁注：《说文解字注·四篇上·刀部》，上海古籍出版社 1981 年版，第 180 页。

② （东汉）应劭撰，王利器注：《风俗通义校注》，中华书局 1981 年版，第 616 页。

③ （唐）欧阳询：《艺文类聚》卷五一，上海古籍出版社 1982 年版，第 916 页。

④ （唐）杜佑：《通典》卷三一，中华书局 1988 年版，第 855 页。

在汉代文化史领域，学界经常将汉代的士大夫作为研究的重心，他们被研究得更充分，获得的颂扬也更多，被视为汉代文化的重心，“士大夫不仅涉身于纯粹行政事务和纯粹文化活动，还承担了儒家正统意识形态”①，“(士大夫）在精神上，他们是‘圣人之道’和‘王道’理想的殉道者”②。汉代流传下来的绝大部分典籍多出自于士大夫之手，而这些士大夫大多在政治上抑郁不得志，他们大多对于身居高位、安享富贵的列侯怀有敌意，班固在《汉书·高惠高后文功臣表》中指出功臣列侯的子孙们，“忘其先祖之艰难，多陷法禁，陨命亡国，或亡子孙”③。王符甚至在《潜夫论·断讼》中是如此形容列侯及其宗族，“或既欺负百姓，上书封租，愿且偿债，此乃残掠官民，而还依县官也，其诬罔慢易，罪莫大焉。”④“历史是有所取舍的，可以说这也使我们无从接触那段历史某些最重要的特色”⑤。列侯的文化角色与意义几乎被遗忘了，或是顶多处于边缘地位，如王健在《士人与封国论衡——对汉代政治文化生态一个重要

① 阎步克：《士大夫政治演生史稿》，上海人民出版社 1996 年版，第 5—9 页。

② 葛荃：《权力宰制理性——士人、传统政治文化与中国社会》，南开大学出版社 2003 年版，第 3 页。

③ （东汉）班固：《汉书》卷一六，中华书局 1962 年版，第 528 页。

④ （东汉）王符著，（清）汪继培笺，彭铎校正：《潜夫论笺校正》卷五，中华书局 1985 年版，第 231 页。

⑤ ［英］柯律格著，黄晓鹃译：《藩屏：明代中国的皇家艺术与权力》，河南大学出版社 2016 年版，第 3 页。

侧面的考察》[1]所论述的那样，本文试图对列侯的文化角色进行修正，还原他们在汉代文化中的真实地位。“对文化价值和目标的强调，总要涉及把一个世袭的或新生的群体，确认为那种独特文化传统的长久维系者”[2]，在专制主义中央集权逐步确立的大背景下，在两汉思想文化的嬗变过程中，在大一统文化的形成过程中，列侯逐步文质化，成为了儒家文化的彰显者、践行者与传承者，引领一代文化风尚，为大一统文化格局的建构做出了卓越的贡献。列侯在构筑大一统文化格局的同时，逐渐形成了对于文化的世代垄断，进而世代垄断政治，文化逐渐成为这个集团的特质与标榜，至东汉中后期，社会分层发生了重大变化，各社会阶层逐渐固化，门阀士族初步形成，而最先士族化的社会集团则是列侯集团。

一、汉代列侯由武质性到文质性的转化

汉代列侯爵可以追溯到西周时期的五等爵制，《礼记集解·王制》：“王者之制爵禄，公、侯、伯、子、男，凡五等。”[3]周王室及各诸侯国非常重视对各级贵族的教育，“天子

① 吴永琪等主编：《秦汉文化比较研究：秦汉兵马俑比较暨两汉文化研究论文集》，三秦出版社2002年版。

② [以] S.N. 艾森斯塔得：《帝国的政治体系》，阎步克译，贵州人民出版社1992年版，第232页。

③ （清）孙希旦：《礼记集解》卷一二，中华书局1989年版，第309页。

命之教，然后为学。小学在公宫南之左，大学在郊。天子曰辟雍，诸侯曰泮宫”①。在“学在官府”的教育制度下，各级贵族垄断了一切教育资源。贵族们学习以礼、乐、射、御、书、术为纲的“六艺”内容，由此而形成的文化修养、行止威仪以及贵族风度，成为了他们区别于其他社会阶层的标志，“《诗经》更是当时的道德文本，贵族身份的通行证”②。春秋以降，军功阶层兴起，他们因各种军功、事功而被封授君侯爵位，旧贵族不再处于权力中心，他们所拥有的文化修养与贵族风度不再受到统治者的重视，旧贵族及其文化彻底衰落。

自战国至西汉初期，军功阶层在国家中一直占据主导地位。汉代列侯爵直接承袭于秦二十等爵制，是奖功酬劳的重要手段，具有武质性特征，从列侯的定义亦可以看出“守藩”即藩屏皇权是其最重要的职能，列侯的命名方式即某一封地（县、乡）+侯爵亦直观地昭示了这一职能属性。汉高祖刘邦依照军功原则封授了143功臣列侯，他们凭借着自己的各种功劳垄断了上至三公九卿下至郡守都尉的所有重要官职，通过“白马之盟”，成为汉初重要的一级政治力量，甚至势凌于皇权。除了留侯张良、酂侯萧何、北平侯张苍外，他们大多为“重质少文”的“布衣列侯”，娴熟于弓马骑射，冲锋陷阵，而

① （清）孙希旦：《礼记集解》卷一二，第332页。

② 刘再复、刘剑梅：《教育论语》，福建教育出版社2012年版，第204页。

却无文化修养、行止威仪，当然更无文化建设可言，甚至极力打击欲图为汉皇朝制礼作乐的贾谊。早在汉初，陆贾就早已提出了统治集团由武质性到文质性转化的命题，“贾时时前说称《诗》《书》。高帝骂之曰：‘乃公居马上得之，安事《诗》《书》！’贾曰：‘马上得之，宁可以马上治乎？且汤武逆取而以顺守之，文武并用，长久之术也。’”①

承平之后，列侯们为了治理国家，不得不与文化发生联系。平阳侯曹参担任齐相后，礼请齐国各家长老诸生，并最终采纳了胶西盖公的黄老清静治国思想，使得齐国大治。孝惠四年（公元前191年），已成为汉相的曹参又废除了承秦而来的挟书律，为先秦各家学术文化的复苏与发展提供了重要的契机。此时，列侯多豢养大量的辩士与游士，为自己的政治军事活动服务，“（阳夏侯陈豨）常告过赵，宾客随之者千余乘，邯郸官舍皆满”②，田生为营陵侯刘泽游说交结大谒者张卿，劝吕后封刘泽为王，陆贾游说于丞相曲逆侯陈平和太尉绛侯周勃之间，使他们抛弃旧怨，共谋诛除诸吕。但此时，列侯与文化的结合是间接的、短暂的，对富有武质性的汉初列侯们而言，士人们及其所拥有的文化资源是列侯们治理国家与争权夺利的手段与凭借而已。

汉兴70余年，承平日久，“故逮文、景四五世间，流民

---

① （东汉）班固：《汉书》卷四三，第2113页。

② （东汉）班固：《汉书》卷三四，第1891页。

既归，户口亦息，列侯大者至三四万户，小国自倍，富厚如之"①。列侯们除了享有巨大的政治权益外，还拥有巨额的财富，包括"租入""私奉养"、俸禄、皇帝赏赐、朝廷授田、餐钱、赙赠收入、辜榷收入、私田收入、高利贷收入、私营工商业收入等。在优越的物质条件下，列侯的生活方式逐渐发生了变化，他们在大部分时间都待在繁华的长安，乐于"臂鹰走狗"，"骋马斗鸡"，"六博蹋鞠"，"留好音乐"，"盛服车乘"，"倡优巧匠"，其武质性逐渐退化。但是真正促使列侯文质化转变的还是专制皇权主导下的"推明孔氏，抑黜百家"②政策，儒学化自武帝以后逐渐成为列侯文质化之主流，列侯武力"守藩"的含义逐渐发生了重要的变化，具有了文化"守藩"的意蕴。

"儒学的原始观念在西汉时期就经历了这样一个从纯粹的观念性的意识形态向实际的可操作性的政策执行的转变过程"③，儒家思想经过董仲舒的改造，吸收了阴阳五行家的君权神授理论和法家的尊君抑臣的思想，论证与凸现专制皇权的至上地位，"唯天子受命于天，天下受命于天子"④，形成了一个能够服务于专制主义中央集权的新儒学体系，"尊儒已成为不

① （东汉）班固：《汉书》卷一六，第528页。
② （东汉）班固：《汉书》卷五六，第2525页。
③ 陈劲松：《两汉时期儒学观念的意识形态化及其路径》，《中国人民大学学报》2007年第2期。
④ 苏舆：《春秋繁露义证》，中华书局1992年版，第319页。

可阻挡的历史潮流”①。最终汉武帝接受董仲舒的建议，“推明孔氏，抑黜百家”②，儒家思想成为钦定的统治思想，儒家文化从而具有了宫廷文化的意味。列侯们不得不迎合皇权大力学习儒家经典，提高自己的文化素养，实现文质化，以期赢得皇权的青睐，长享封国。

当然，使列侯文质化的最重要的途径则是察举制、博士弟子选官制、征召制、辟除制等新选官制度的推行，开辟了众多快捷的社会流动渠道，网罗了大批优秀的士人进入到政权中，文吏阶层得到改造，高者封侯拜相，如“公孙弘以治《春秋》为丞相封侯，天下学士靡然乡风矣”③，并不断冲击列侯阶层的构成，至昭帝时，儒生出身的列侯比例明显增加至 29%，至平帝时，已经达到了 68%，到东汉时期，儒生为列侯者越来越多，和帝时甚至达到了 100%。④ 夏侯胜有言：“士病不明经术；经术苟明，其取青紫如俯拾地芥耳。”⑤ 读经成为获取封侯最为便捷的途径。

汉帝国建立后，高祖刘邦命叔孙通制订朝仪，以明君臣尊卑，始认识到儒学的“守成”意义，开始了礼制建设，“礼

① 陈苏镇：《汉代政治与〈春秋〉学》，中国广播电视出版社 2001 年版，第 196 页。

② （东汉）班固：《汉书》卷五六，第 2525 页。

③ （东汉）班固：《汉书》卷八八，第 3593 页。

④ 秦铁柱：《帝国中坚——汉代列侯研究》，齐鲁书社 2018 年版，第 316 页。

⑤ （东汉）班固：《汉书》卷七五，第 3159 页。

者，所以固国家，定社稷，使君无失其民者也。故礼者，所以守尊卑之经、强弱之称者也”①。天下承平之后，这些负有材武的列侯们身居要职，成为皇权的潜在威胁，皇权通过礼制建设，将他们纳入到各种繁琐的礼仪活动中，其军事色彩日渐消退，礼仪职能则不断增强。在汉皇朝的诸多礼仪活动中，处处可见列侯的身影，他们依礼而行、揖让有序、尊卑有别，促使了列侯集团进一步文质化。为保证列侯对礼制秩序的遵守，汉皇朝还重视针对列侯的礼制立法，援礼入法，以法辅礼，对于违背礼制的列侯要给以除国的处分，如建成侯刘拾“元鼎二年，坐使行人奉璧皮荐，贺元年十月不会，免。”②

列侯的文质化，本质上是皇权观念在文化上的体现，儒术的独尊使其变成了温顺的羔羊，在灵魂深处服从皇权支配。列侯逐渐“文化”、儒化、弱化，由皇权秩序的对立者转化为服从者、参与者。在列侯文质化的过程中，扮演了宫廷文化中转站的角色，他们的文化努力对于大一统文化格局的建构具有重要的意义。

二、汉代列侯的文化建树

至于汉代大一统文化格局，学界多强调皇权、士大夫的

---

① （西汉）贾谊撰，阎振益、钟夏校注：《新书校注》，中华书局 2000 年版，第 214 页。

② （东汉）班固：《汉书》卷一五上，第 458—459 页。

主导地位，对于列侯集团的文化主体地位却颇为忽视。马彪在《论秦汉异同与士大夫的社会平衡机制》中提出了“士大夫的平衡调节机制”[①]，列侯在文化领域亦具有一种平衡调节机制，即沟通皇权与士民的重要文化机制，列侯集团通过对宫廷文化不断的中转与复制，成为了汉皇朝的文化重心，力促大一统文化格局的建构。其实早在董仲舒对策之前，丞相建陵侯卫绾便提出了建立大一统文化的主张，“建元元年冬十月，诏丞相、御史、列侯、中二千石、二千石、诸侯相举贤良方正直言极谏之士。丞相绾奏：‘所举贤良，或治申、商、韩非、苏秦、张仪之言，乱国政，请皆罢。’奏可。”[②]虽然并未直言独尊儒术，但是其意向已颇为明显，首先拉开了汉代大一统文化建设的序幕。

（一）列侯传承经学

学界关于汉代经学的传承，多侧重于皇权主导性与士大夫阶层的迎合性，李振宏在《汉代儒学的经学化进程》中认为：“皇权这个政治权威，终究也要做思想的权威，它始终主导着学术发展的线索和命运”，士大夫则是“通过对‘六经’的研读与诠释来向皇权谄媚和邀宠，并争得或巩固自己释经解

---

① 马彪：《论秦汉异同与士大夫的社会平衡机制》，载牟发松主编《社会与国家关系视野下的汉唐历史变迁》，华东师范大学出版社 2006 年版，第 315 页。

② （东汉）班固：《汉书》卷六，第 155—156 页。

经的独断性和权威性。”① 列侯却受到了忽视，在经学传承发展的过程中，列侯究竟有何意义？武帝于建元五年（公元前136年）接受董仲舒的建议设置五经博士，创设了较为系统的宫廷文化。汉之经学大体本于以下诸家，《汉书·儒林传》载：“汉兴，言《易》自淄川田生；言《书》自济南伏生；言《诗》，于鲁则申培公，于齐则辕固生，燕则韩太傅；言《礼》，则鲁高堂生；言《春秋》，于齐则胡母生，于赵则董仲舒。”而后五经各自发展，经有数家，家有数说，各有章句，均是对官方五经的复制与阐释。笔者根据《汉书·儒林传》的记载，对五经在西汉的传承做出了简单的梳理，以期揭示列侯在经学传承中的地位与意义。

《易经》本自于汉初的田何，授王同、周王孙、丁宽、齐服生。周王孙授施雠、孟喜、梁丘贺。于是《易》有施、孟、梁丘三家之学，施雠又授张禹、鲁伯。张禹授彭宣、崇子平。张禹后官至丞相，封安昌侯，彭宣后官至大司空，封长平侯。张、彭之学成为显赫的列侯之学，“由是施家有张、彭之学”②。《尚书》本于伏生，伏生教济南张生及欧阳生，欧阳生后代欧阳高授平当、陈翁生，平当虽为丞相，但未及封侯而卒，其子防乡侯平晏亦传家学。平氏之学成为《欧阳尚书》的重要一派。夏侯胜，从济南张生受《尚书》，胜传从兄子建，由是有

① 李振宏：《汉代儒学的经学化进程》，《中国史研究》2013年第1期。

② （东汉）班固：《汉书》卷八八，第3598页。

大小夏侯之说。周堪、褒成君孔霸受业于夏侯胜，孔霸传子孔光，孔光后官至丞相，封博山侯。周堪授许商。《大夏侯尚书》有孔、许之学。许商又授业唐林，吴章，王吉，炔钦。王莽时，唐林封侯，徒众尤盛，将许氏之学发扬光大，“自表上师冢，大夫博士郎吏为许氏学者，各从门人，会车数百辆，儒者荣之”①。小夏侯有郑宽中、张无故、秦恭、假仓、李寻之学，张无故授唐尊，王莽时任太傅，封平化侯。《鲁诗》本于申公，江公、许生、徐公从其受业，韦贤，事瑕丘江公及许生，又治《礼》《诗》，官至丞相，封扶阳侯。其子扶阳侯韦玄成，继承家学，后亦至丞相。玄成及兄子赏以《诗》授哀帝，至大司马车骑将军。《鲁诗》遂有韦侯之学。《齐诗》本于辕固，辕固授夏侯始昌，夏侯始昌授后苍，后苍授翼奉、萧望之、匡衡，匡衡官至丞相，受封乐安侯，匡衡授师丹、伏理、满昌。师丹官至大司空，受封高乐侯，《齐诗》有翼、匡、师、伏之学。《韩诗》本于韩婴，授赵子，赵子授蔡义，义官至丞相，封阳平侯，蔡义授同郡食子公与王吉，吉授长孙顺，阳平侯蔡义开《韩诗》王、食、长孙之学。《公羊春秋》本于胡母生，授业于公孙弘，公孙弘后至丞相，封平津侯。董仲舒亦传《公羊春秋》，授褚大、嬴公、段仲、吕步舒，嬴公坚守师法，为昭帝谏大夫，授孟卿、眭孟。眭孟授严彭祖、严安乐，《公羊春秋》有颜、严之学。严安乐授泠丰、任公。公为少府，丰淄川

---

① （东汉）班固：《汉书》卷八八，第3505页。

太守。由是颜家有泠、任之学。泠丰授马宫、左咸，马宫后官至大司徒，封扶德侯。瑕丘江公又向申公学习《谷梁春秋》及《诗》，传子至孙为博士。江公又授荣广、皓星公二人，荣广授蔡千秋、周庆、丁姓、尹更始，尹更始为谏大夫、长乐户将，又受《左氏传》，传子咸及翟方进、房凤。翟方进后官至丞相，封高陵侯。

《后汉书·儒林传》中关于列侯传承经学的记载颇少，仅有夜侯欧阳歙一例，是否是因为列侯不再承担宫廷文化中转站的角色了？答案是否定的，由于洞悉东汉政权的豪族性质，范晔将大量列侯传承经学的记载详备于他们的本传之中。东汉一朝，列侯们更是担负起了复制与传播宫廷文化的责任，他们纷纷教授生徒，少者百余人，多者数千人，其规模要远胜于西汉，寿张侯樊鯈“删定《公羊严氏春秋》章句，世号‘樊侯学’，教授门徒前后三千余人”①。厨亭侯赵典博学经书，教授诸生，“弟子自远方至”②。槐里侯窦武为关西名儒，“常教授于大泽中，不交时事，名显关西”③。阳城侯刘焉，“去官居阳城山，精学教授”④。

“那些热心于维护家族清誉的人们，经常对族人的行为倾

---

① （南朝宋）范晔：《后汉书》卷三二，中华书局1965年版，第1125页。
② （南朝宋）范晔：《后汉书》卷二七，第947页。
③ （南朝宋）范晔：《后汉书》卷六九，第2239页。
④ （南朝宋）范晔：《后汉书》卷七五，第2431页。

注极大的关心，要求他们遵守代代相传的家法。”[①] 与西汉列侯相比，东汉的列侯更注重对子弟宗族的经学教育，实现经学的宗族传承，形成了颇具生命力的经学世家，进而垄断了学术文化资源，成为最高文化的代表，在汉代以经选官的制度下，累世公侯，他们成为绵延数百年的世家大族，成为了汉代学术文化的重心，如不其侯伏湛家族，“伏湛字惠公，琅邪东武人也。九世祖胜，字子贱，所谓济南伏生者也。湛高祖父孺，武帝时，客授东武，因家焉。父理，为当世名儒，以《诗》授成帝，为高密太傅，别自名学。”[②] 第二代不其侯伏晨，“谦敬博爱，好学尤笃”[③]。第三代不其侯伏无忌，“亦传家学，博物多识”[④]。

在五经的传承中，形成了别具特色的列侯之学，它们皆本于以“五经十四博士”为主体的宫廷文化，是对宫廷文化的复制与阐发。列侯成为了一个个的文化中转站与文化中心，在传承经学的过程中，不断地强化与宫廷文化的联系，这种联系使得皇权的本源得到了重申，解除了皇权对列侯分裂主义倾向的猜忌，使得列侯与皇权之间的君臣关系又多了一层文化上的联系。

---

① 瞿同祖著，邱立波译：《汉代社会结构》，上海人民出版社2007年版，第37页。

② （南朝宋）范晔：《后汉书》卷二六，第893页。

③ （南朝宋）范晔：《后汉书》卷二六，第897页。

④ （南朝宋）范晔：《后汉书》卷二六，第898页。

（二）列侯考校群书

对于汉代的校书活动，学界多侧重于探究由令史、文学侍从、郎官、博士、校书郎组成的校书群体的学术贡献，“举凡入藏书机构以及校书机构中的令史、文学侍从、郎官、博士、校书郎等群体，可以视为两汉文化建设的主体力量”①。但两汉的校书活动未被整合进对列侯的文化角色更广泛的论述之中。

汉兴，留侯张良、淮阴侯韩信始校对兵书，删繁取要，终定35家兵书，开列侯校书之端，“汉兴，张良、韩信序次兵法，凡百八十二家，删取要用，定著三十五家”②。“汉兴，改秦之败，大收篇籍，广开献书之路。迄孝武世，书缺简脱，礼坏乐崩，圣上喟然而称曰：‘朕甚闵焉！’于是建藏书之策，置写书之官，下及诸子传说，皆充秘府。至成帝时，以书颇散亡，使谒者陈农求遗书于天下。”③两汉各帝皆注重典籍的收集，垄断学术文化资源，“百年之间，天下遗文古事靡不毕集”④。西汉时期的朝廷藏书处为石渠阁、天禄阁、麒麟阁、太史、太常、博士等处，东汉时期前后设置有七所藏书处，辟雍、宣明殿、兰台、石室、鸿都、东观、任

---

① 耿战超：《西汉校书活动与文学形态》，博士学位论文，东北师范大学文学院，2017年，第203页。

② （东汉）班固：《汉书》卷三〇，第1762页。

③ （东汉）班固：《汉书》卷三〇，第1701页。

④ （东汉）班固：《汉书》卷六二，第2732页。

寿阁。久而久之，由于保存技术的落后，大量的简牍脱乱，典籍散佚。另外，献书者“负帙自远而至者，不可胜算”①，朝廷一概接收，并不辨别其真伪。为保存文化典籍，为大一统文化格局的建立提供典籍基础，从中找到解决现实政治问题的答案，皇帝多次下诏对秘藏典籍进行整理与释读。汉代校书 7 次，最大规模的校书活动有两次：一为西汉成帝河平三年（公元前 26 年）开始的，由刘向、刘歆父子主持的对于中秘藏书的一次总校理；一为自东汉安帝永初三年（公元 109 年）开始的，由邓太后组织的东汉历史上最大规模的一次校书。而列侯及其子弟以其渊博深厚的学识，兼容并包的学术胸怀，往往成为典校图书的主持者，为宫廷文化的传播与复制确立了经典文本，为大一统文化格局的确立奠定了文献基础。

河平三年，成帝下诏刘向领校中秘群书，并具体负责校定经传诸子诗赋，刘向死后，刘歆承袭父任，校定群书，在其父《别录》的基础上，最终撰成《七略》，“诏光禄大夫刘向校经传诸子诗赋，步兵校尉任宏校兵书，太史令尹咸校数术，侍医李柱国校方技。每一书已，向辄条其篇目，撮其指意，录而奏之。会向卒，哀帝复使向子侍中奉车都尉歆卒父业。歆于是总群书而奏其《七略》，故有《辑略》，有《六艺略》，有《诸子略》，有《诗赋略》，有《兵书略》，有《术数略》，有《方技

① （唐）魏徵：《隋书》卷三二，中华书局 1973 年版，第 906 页。

略》。今删其要，以备篇籍”①。熊铁基在《刘向校书详析》一文中曾据相关文献考察指出，这次校书活动的主要参加者为刘向、刘歆、刘俊（伋?）、任宏、尹咸、李柱国、望、杜参、班斿、房凤、王龚等人。② 与列侯相关的就有三人，刘向，本名更生，字子政，彭城人，为高祖之弟楚元王刘交的四世孙，楚元王刘交，“好书，多材艺”③，与汉初大儒申公齐名。其祖父刘辟强，“亦好读《诗》，能属文”。④ 其父阳城侯刘德，“修黄老术，有智略”⑤，刘向作为列侯之子，在家学的影响下，很快成长为名儒俊材，“通达能属文辞”⑥，习《易》《谷梁春秋》，“讲论《五经》于石渠”⑦。刘向少子刘歆，通《诗》《书》《易》《谷梁春秋》《春秋左氏传》，王莽执政后，“为右曹太中大夫，迁中垒校尉，羲和，京兆尹，使治明堂辟雍，封红休侯。典儒林史卜之官，考定律历，著《三统历谱》”⑧。刘伋，刘向长子，“以《易》教授，官至郡守”。⑨ 他们与士大夫相互合作，共同完成了这一文化盛举，“臣向谨与长社尉杜参校中秘

---

① （东汉）班固：《汉书》卷三〇，第 1701 页。
② 熊铁基：《刘向校书详析》，《史学月刊》2006 年第 7 期。
③ （东汉）班固：《汉书》卷三六，第 1921 页。
④ （东汉）班固：《汉书》卷三六，第 1926 页。
⑤ （东汉）班固：《汉书》卷三六，第 1927 页。
⑥ （东汉）班固：《汉书》卷三六，第 1928 页。
⑦ （东汉）班固：《汉书》卷三六，第 1929 页。
⑧ （东汉）班固：《汉书》卷三六，第 1972 页。
⑨ （东汉）班固：《汉书》卷三六，第 1966 页。

书”[1]，“丞相史尹咸以能治《左氏》，与歆共校经传”[2]。

在刘向、刘歆的领导下，按照“六艺”—“诸子”—“诗赋”—“兵书”—“术数”—“方技”，由“内”而“外”，完成了中秘藏书的收集、清理、删重、分类、校雠、誊抄定本的工作，今古文经典文本得以确立，尤其是古文经典得到刘向、刘歆父子的大力推崇，“及歆亲近，欲建立《左氏春秋》及《毛诗》《逸礼》《古文尚书》皆列于学官”[3]。六艺经典在中秘藏书中占据核心地位，成为其它各种经典文献的渊薮，日后汉代的学术文化创作皆是对经典文本的宗摹而形成的结果。出身于列侯家族的刘向、刘歆父子建构起了一套切合大一统皇朝所需知识系统的基本文献，确立了宫廷文化的学术谱系、知识系统，增强了宫廷文化的权威性、标准性、统一性，为宫廷文化的传播、阐发与复制提供了坚实的文本基础，显示出了一种自觉而又积极的创造精神。

当然儒学的制度化也就意味着循环与受限，于是它的守成、封闭与僵化就不可避免。为了挽救经学的衰颓，东汉历朝统治者均十分注重对于文献典籍的考校，其中规模最大的则属安帝时期由邓太后组织的校书活动。此次校书活动，参加者有刘騊駼、马融、许慎、蔡伦、良史、刘珍、王逸、窦章、刘毅、李尤、张衡等人。而与列侯相关的就有 5 人之多，刘騊駼

① （东汉）班固：《汉书》卷三〇，第 1750 页。

② （东汉）班固：《汉书》卷三六，第 1967 页。

③ （东汉）班固：《汉书》卷三六，第 1967 页。

为北海王刘兴之孙，承袭其父刘复的临邑侯爵位，颇具才学。马融，为将作大匠马严的儿子，其从祖为新息侯马援，学识渊博，综合今古文，遍注群经，是当世大儒。窦章，开国功臣窦融玄孙，安丰侯窦万全幼子，“少好学，有文章”①。刘毅，北海王刘睦之子，封平望侯，“少有文辩称”②。蔡伦，以宿卫之功封龙亭侯，“伦有才学，尽心敦慎”③。列侯及其亲族后代以其卓越的学识成为此次校书的主力，龙亭侯蔡伦监领校书。

他们在前代校书的基础上，依然仿照西汉“五经”—“诸子传记”—“百家艺术”的顺序，由内到外，对今古文经典进行规范化、标准化的处理，重申中秘书经典文本的核心与本原地位。但是伴随着专制皇权的加强，东汉列侯与士大夫在校书过程中开始担负修史的职责，完成了《中兴以下名臣列士传》《汉纪》等史书，列侯们已经开始塑造属于本朝的“经典”。在东汉，列侯除了主持与参与大规模的校书活动之外，有的还以今古文相互验证的方式对经典进行校理，中陵乡侯刘陶以夏侯建、夏侯胜、欧阳和伯三家《尚书》相参验，以古文正定《尚书》七百余字，“明《尚书》《春秋》，为之训诂。推三家《尚书》及古文，是正文字七百余事，名曰《中文尚书》”。④

总的来说，列侯主导了两汉的校书活动，他们以今古文

① （南朝宋）范晔：《后汉书》卷二三，第 821 页。

② （南朝宋）范晔：《后汉书》卷八〇上，第 2616 页。

③ （南朝宋）范晔：《后汉书》卷七八，第 2513 页。

④ （南朝宋）范晔：《后汉书》卷五七，第 1849 页。

内府藏书为基础对汉代典籍重新进行整理，按照“五经”—“诸子传记”—“百家艺术”的文献序列，进行学术性架构，实现了文化的再整合，将以《五经》为本原的中秘书文本经典化、标准化、权威化，进而为宫廷文化的复制、传播与阐释提供了权威的经典文本，使得汉代学术文化在对经典文本的宗摹下，在多层面逐步确立了独立自觉的发展意识。列侯在校书活动中，与朝中著名的士大夫高调互动，共校典籍，展现出了一种文化的自觉与优势，使得大量的内府秘藏典籍得以外传，促进了宫廷文化的复制与传播。

（三）列侯制礼作乐

进入汉代之后，“礼乐”作为处理阶级关系的思想原则受到统治者的重视，它们被认为对于国家的正常秩序具有关键意义，并与权力牵连到一起，成为宫廷文化的重要组成部分。贾谊《新书》强调礼是体恤臣民，巩固国家的重要手段：“礼者，所以固国家，定社稷，使君无失其民者也。”① 董仲舒于《春秋繁露·三代改制质文》中强调制礼作乐是王者更受命于天的重要表现，“何以谓之王正月？曰：王者必受命而后王，王者必改正朔，易服色，制礼乐，一统于天下，所以明易姓，非继人，通以己受之于天也。”②

---

① （西汉）贾谊撰，阎振益、钟夏校注：《新书校注》，第214页。

② 苏舆：《春秋繁露义证》，第185页。

西汉初，戎马倥偬，统治者无暇建立一套完备的礼乐制度。汉承秦制，汉初所定的各项礼乐，均是由叔孙通“采古礼与秦仪杂就之”①，同时亦博采东方各国的礼乐信仰，形成了一个庞杂的礼乐体系。直到汉武帝即位，“推明孔氏，抑黜百家”②，认识到礼乐大一统对于文化大一统的重要意义，“兴太学，修郊祀，改正朔，定历数，协音律，作诗乐，建封禅，礼百神，绍周后，号令文章，焕焉可述。”③ 于是汉朝礼乐始备，但“武帝建立汉家大一统宗教与礼乐制度，虽‘颇采儒术以文之’，然不合经典者甚多”④。

伴随着列侯的文质化，皇权逐步将制礼作乐的权力交给了列侯们，其传递和复制宫廷文化的职能再次呈现出来。到了成哀之际，儒家的经典文本逐步得到确立，古文经典取得了与今文经典同等的地位，《毛诗》《逸礼》《古文尚书》《春秋左氏传》《周官》《周礼》《乐记》《古文易经》等古文经典的权威地位得到了强化，刘向甚至用《古文易经》来校正今文诸经，“讫于宣、元，有施、孟、梁丘、京氏列于学官，而民间有费、高二家之说。刘向以中《古文易经》校施、孟、梁丘经，或脱去‘无咎’、‘悔亡’，唯费氏经与古文同。”⑤ 伴随着今文经的

① （东汉）班固：《汉书》卷四三，第 2126 页。

② （东汉）班固：《汉书》卷五六，第 2525 页。

③ （东汉）班固：《汉书》卷六，第 212 页。

④ 谢谦：《中国古代宗教与礼乐文化》，四川人民出版社 1996 年版，第 236 页。

⑤ （东汉）班固：《汉书》卷三〇，第 1704 页。

衰落与僵化，以及古文经典地位的日益突出，儒学出现了一股复古的潮流，朝野上下复古改制的呼声日益高涨，儒家的理想与“汉家制度”之间出现了矛盾，掌握大权的列侯们，以振兴礼乐文化为己任，依据古文经典，首开恢复西周古礼之先声，传播宫廷文化，为汉代的礼乐建设做出了重要的贡献。

元帝时，丞相扶阳侯韦玄成依据《周礼》所载的西周庙制，确定五世迭毁宗庙制度，存高帝太祖庙、孝文太宗庙、孝景庙、孝武庙、孝昭庙、孝宣庙、皇考庙，“玄成等奏曰：‘祖宗之庙世世不毁，继祖以下，五庙而迭毁。今高皇帝为太祖，孝文皇帝为太宗，孝景皇帝为昭，孝武皇帝为穆，孝昭皇帝与孝宣皇帝俱为昭。皇考庙亲未尽。太上、孝惠庙皆亲尽，宜毁。太上庙主宜瘗园，孝惠皇帝为穆，主迁于太祖庙，寝园皆无复修。’奏可。”①

成帝初即位，乐安侯匡衡依古制修正自汉武帝时设立的南北郊制度，将甘泉泰畤、河东后土祠徙置长安南北郊，减省沿道吏民的繁费，亦免舟车劳顿之苦，“丞相衡、御史大夫谭奏言：‘帝王之事莫大乎承天之序，承天之序莫重于郊祀，故圣王尽心极虑以建其制。祭天于南郊，就阳之义也；瘗地于北郊，即阴之象也。天之于天子也，因其所都而各飨焉。往者，孝武皇帝居甘泉宫，即于云阳立泰畤，祭于宫南。今行常幸长安，郊见皇天反北之泰阴，祠后土反东之少阳，事与古制殊。

① （东汉）班固：《汉书》卷七三，第3120页。

又至云阳，行溪谷中，厄陕且百里，汾阴则渡大川，有风波舟楫之危，皆非圣主所宜数乘。郡县治道共张，吏民困苦，百官烦费。……甘泉泰畤、河东后土之祠宜可徙置长安，合于古帝王。愿与群臣议定。’奏可。”① 匡衡又以为：“今雍鄜、密、上下畤，本秦侯各以其意所立，非礼之所载术也。”② 皆不合古礼，不应修复。“凡六百八十三所，其二百八所应礼，及疑无明文，可奉祠如故。其余四百七十五所不应礼，或复重，请皆罢。”③ 儒学复古运动达到了高潮。但是由于成帝久无子嗣，于是又下诏恢复以前所罢诸祠，祭祀如前。这场由列侯领导的复兴西周礼乐制度的儒学复古运动暂时陷入低谷。

西汉末年，今文经陷入“析文碎语”，走向宗教神学化。古文经学兴起，古文经典对重建西周模式的礼乐制度提供了坚实的理论基础。平帝即位，新都侯王莽重新担任大司马，其好友古文经学家刘歆受到重用，受封红休侯，成为制作礼乐的首席顾问，博山侯孔光担任太傅。他们依据古文经典，依靠政权的力量，策动了一场礼乐改革，史称“元始改制”。

元始三年（公元 3 年），“又诏光禄大夫刘歆等杂定婚礼。四辅、公卿、大夫、博士、郎、吏家属皆以礼娶，亲迎立轺并马。”④ 元始四年，王莽利用自己的人望，纠集了 10 万人，用

---

① （东汉）班固：《汉书》卷二五下，第 1253—1254 页。
② （东汉）班固：《汉书》卷二五下，第 1257 页。
③ （东汉）班固：《汉书》卷二五下，第 1257 页。
④ （东汉）班固：《汉书》卷一二，第 355 页。

了20天的时间便建成了古文经典中沟通天人的神圣建筑明堂、辟雍、灵台，为制礼作乐以及礼乐教化提供了重要场所，“是岁，莽奏起明堂、辟雍、灵台，为学者筑舍万区，作市、常满仓，制度甚盛。……今安汉公起于第家，辅翼陛下，四年于兹，功德烂然。公以八月载生魄庚子奉使，朝用书临赋营筑，越若翊辛丑，诸生、庶民大和会，十万众并集，平作二旬，大功毕成。”①

元始五年，王莽依据《周礼》，罢汾阴后土与甘泉泰畤，恢复南北郊，并改北郊祭皇地后祇，南郊祭昊天上帝，废除泰一祭祀，然后又根据《周礼》“兆五帝于四郊”②的记载，改变汉初以来五帝同祠于一处的传统，在五方祠五帝，“分群神以类相从为五部，兆天地之别神：中央帝黄灵后土畤及日庙、北辰、北斗、填星、中宿中宫于长安城之未地兆；东方帝太昊青灵句芒畤及雷公、风伯庙、岁星、东宿东宫于东郊兆；南方炎帝赤灵祝融畤及荧惑星、南宿南宫于南郊兆；西方帝少皞白灵蓐收畤及太白星、西宿西宫于西郊兆；北方帝颛顼黑灵玄冥畤及月庙、雨师庙、辰星、北宿北宫于北郊兆”③。同时，又实践了古代宗庙的禘祫之礼，“（元始）五年正月，祫祭明堂。诸侯王二十八人，列侯百二十人，宗室子九百余人，征助祭”④。应

① （东汉）班固：《汉书》卷九九上，第4069页。

② 杨天宇：《周礼译注》，上海古籍出版社2004年版，第285页。

③ （东汉）班固：《汉书》卷二五下，第1268页。

④ （东汉）班固：《汉书》卷九九上，第4070页。

劭曰："礼五年而再殷祭，壹禘壹祫。祫祭者，毁庙与未毁庙之主皆合食于太祖。"① 禘祫之礼意味着毁庙古制的实行，这也是对扶阳侯韦玄成宗庙迭毁制度的彻底实施。

王莽领导的"元始改制"对武帝的礼乐制度进行了全面的革新，西周模式的礼乐制度得以建立。王莽志得意满，便上奏太皇太后，重赏制礼作乐有功的博山侯孔光、安阳侯王舜、广阳侯甄丰、承阳侯甄邯，成武侯孙建，"莽白太后下诏曰："故太师光虽前薨，功效已列。太保舜、大司空丰、轻车将军邯、步兵将军建皆为诱进单于筹策，又典灵台、明堂、辟雍、四郊，定制度，开子午道，与宰衡同心说德，合意并力，功德茂著。"②

东汉皇朝建立后，经历了新莽农民起义，大量的典籍文献被焚毁，西汉的礼乐制度湮没无闻，博学文雅的列侯们为东汉礼乐制度的恢复做出了重要的贡献。如武始侯张纯明习汉家旧制，对于郊庙、禘祫、婚冠、丧纪礼仪多有恢复与正定，"纯在朝历世，明习故事。建武初，旧章多阙，每有疑议，辄以访纯，自郊庙婚冠丧纪礼仪，多所正定。帝甚重之，以纯兼虎贲中郎将，数被引见，一日或至数四。"③ 东汉多继承了西汉礼乐制度，仿"元始中故事"，"建武元年，光武即位于鄗，为

---

① （东汉）班固：《汉书》卷一二，第 358 页。

② （东汉）班固：《汉书》卷九九上，第 4086—4087 页。

③ （南朝宋）范晔：《后汉书》卷三五，第 1193—1194 页。

坛营于鄗之阳。祭告天地，采用元始中郊祭故事”①，“二十五日甲午，禅，祭地于梁阴，以高后配，山川群神从，如元始中北郊故事”②。至于立社稷、明堂、辟雍、灵台等，也大都是仿“元始故事”。

列侯们在制礼作乐中充分发挥了宫廷文化中转站的作用，他们依据古文经典所记载的西周礼乐，进而修正武帝时所创立的礼乐制度，使得汉代礼乐更趋完备。“儒家礼乐文化中有着十分突出的秩序观念”③，在列侯们的努力下，形成了一个尊卑分明、贵贱有位的礼乐秩序。这一秩序囊括了官僚体系中的各个阶层，上至万石三公下至百石属吏，无不包罗于其中，既凸显了皇权的一元地位，又增强了统治集团的凝聚力与向心力。列侯通过礼乐秩序将宫廷文化传播至官僚体系的每位成员，“大礼虽简，鸿仪则容。天尊地卑，君庄臣恭。质文通变，哀敬交从。元序斯立，家邦乃隆”④，为大一统文化格局的建立奠定了礼乐基础，确立了两千年来历代皇朝以伦理为本位，以政治为中心的礼乐教化传统。

---

① （南朝宋）范晔：《后汉书》志第七，第 3157 页。

② （南朝宋）范晔：《后汉书》志第七，第 3170 页。

③ 丁鼎：《和谐共存之道儒家礼乐文化》，山东教育出版社 2012 年版，第 74 页。

④ （南朝宋）范晔：《后汉书》志第六，第 3153 页。

（四）列侯革新制度

列侯通过礼乐秩序将宫廷文化传播至官僚体系中的每一位成员，但是列侯的文化传播功能却不仅限于此。宫廷文化的传播，需要权力的支撑与制度的安排，列侯作为汉帝国的政治重心，利用手中的政治权力，制定相关的制度政策，使宫廷文化传播至于基层社会，最终促成大一统文化格局的建立。

平津侯公孙弘虽然在学术文化领域建树颇少，难以与董仲舒比肩，其在《汉书·公孙弘传》中的贤良文学对策多是对儒家经典的老生常谈，其著作也仅有《汉书·艺文志》中著录的"《公孙弘》十篇"①，但公孙弘对于宫廷文化的传播起到了极为重要的作用。其创立的博士弟子制度，选择维护伦理道德、遵守统治秩序的知识分子进入太学学习，为读书人通经入仕开启了大门，为宫廷文化在社会基层的传播开辟了重要的渠道：

> 弘为学官，悼道之郁滞，乃请曰："为博士官置弟子五十人，复其身。太常择民年十八以上仪状端正者，补博士弟子。郡国县官有好文学，敬长上，肃政教，顺乡里，出入不悖，所闻，令相长丞上属所二千石。二千石谨察可者，常与计偕，诣太常，得受业如弟子。一岁皆辄课，能通一艺以上，补文学掌故缺；其高第可以为郎

---

① （东汉）班固：《汉书》卷三〇，第1727页。

> 中，太常籍奏。即有秀才异等，辄以名闻。其不事学若下材，及不能通一艺，辄罢之，而请诸能称者。自此以来，公卿大夫士吏彬彬多文学之士矣。①

两汉时期，太学生的人数不断增长，昭帝时，增至百人，宣帝时，则增至200人，元帝时，至于千人，成帝末，猛增至3000人，王莽专权时更是“为学者筑舍万区”②。但是王莽篡政后，在严重的社会危机面前，太学陷于停顿。光武中兴后，大兴太学，虽然自章和之后，外戚宦官交替专权，但太学的发展却从未停滞，质帝本初元年（公元146年），太学生的数量激增至3万人。太学成为传播宫廷文化的重镇，数量众多的太学生成为宫廷文化的重要载体，宫廷文化由内而外传播开来。

“两汉时期儒学的法律化运动是儒学取得意识形态领域的统治地位之后，其意志力的进一步扩张，也是儒学观念的进一步操作化的结果。”③ 在儒学法律化的过程中，列侯援儒入法，以《春秋》决狱，经义成为决疑断案的准绳，律法成为传播宫廷文化的重要媒介。虽然说董仲舒的“新儒家”吸收了法家的集权专制和注重刑、法的思想，但是在司法实践领域，正是列

---

① （东汉）班固：《汉书》卷八八，第3595—3596页。

② （东汉）班固：《汉书》卷九九上，第4069页。

③ 陈劲松：《两汉时期儒学观念的意识形态化及其路径》，《中国人民大学学报》2007年第2期。

侯们将儒学纳入到法治当中，德主刑辅的制度体系得以建立，形成了“以霸王道杂之”[①] 的“汉家制度”。

首开端绪者为平津侯公孙弘，他以《公羊春秋》缘饰文法吏事，“于是上察其行慎厚，辩论有余，习文法吏事，缘饰以儒术”[②]。西平侯于定国家族世传法学，官至廷尉，而后迎合重儒的时代潮流，拜师学习《春秋》，谦恭均礼诸儒生，并利用《春秋》决案，务在宽平，“定国少学法于父，父死，后定国亦为狱史，郡决曹，超为廷尉。定国乃迎师学《春秋》，身执经，北面备弟子礼。为人谦恭，尤重经术士，虽卑贱徒步往过，定国皆与钧礼，恩敬甚备，学士咸称焉。其决疑平法，务在哀鳏寡，罪疑从轻，加审慎之心。”[③] 高陵侯翟方进亦以儒经修饰律法，“方进知能有余，兼通文法吏事，以儒雅缘饬法律，号为通明相，天子甚器重之”[④]。身居高位的列侯们践行儒家的价值理念，将儒家经义纳入到司法实践中去，使得儒家思想以由上而下的路径传播开来，促成儒学的法律化，对于宫廷文化的推广起到了十分重要的作用，使得社会中的日常生活与政治生活具有了某种宫廷文化的精神。

---

① （东汉）班固：《汉书》卷九，第 277 页。

② （东汉）班固：《汉书》卷五八，第 2618 页。

③ （东汉）班固：《汉书》卷七一，第 3042—3043 页。

④ （东汉）班固：《汉书》卷八四，第 3421 页。

三、结　语

正是因为列侯集团文化中转站的作用，借此形成了对经学的认知，从而在帝国范围内更广大的文人士子群体中加以传播，他们的文化建设活动，使得它们与另一个更大的中心帝国宫廷之间的关系得以确认，列侯在宫廷文化传播的过程中形成了一种文化威望，这也正是两汉的文化建设得以实现的必要机制。列侯的文化建设使得大量的文化典籍得到保存、整理与传承，培养了大量的儒家人才，构筑了以皇权为核心的一元化的礼制秩序，制定相应的制度、政策，践行儒家理念，构筑起了大一统文化格局，实现了社会文化的转型与整合。列侯一系列的文化建设活动，使得在每一次文化的传播和复制的过程中皇权的本源得到了重申，这也是在宣称他们与更大范围内的士大夫共有的价值，同时也是在维护自己作为文化榜样甚至是文化领袖的角色。列侯扮演了汉代文化传播和复制中最重要的角色之一，就连对列侯有切齿之恨的王符也不得不承认列侯们具有高贵典雅的贵族气质与良好的文化修养，“今诸侯贵戚，或曰敕民慎行，德义无违，制节谨度，未尝负债，身洁规避，志厉青云”①。但是列侯文质化的进一步发展就造成了他们对于学术

① （东汉）王符著，（清）汪继培笺，彭铎校正：《潜夫论笺校正》卷五，第231页。

文化资源的占有与垄断。经学由列侯获得利禄的工具变成其思想、人格的内在修养和追求，并外化为行动上的自觉。

西汉时期，很多列侯缺乏道德自律和行为自律，《史记》《汉书》中关于列侯因“私奸”“禽兽行”“与人妻奸”“不孝”“不请”“不敬”“阑入”等伦理道德罪以及礼制犯罪而被除国的记载层出不穷。东汉时期，经过西汉以来的学术发展和家族文化积累，列侯的文化素养和道德修养有了相当大的提升。[①] 从《后汉书》中所反映的列侯形象看，列侯由尚武向崇文转化，他们更多的是被称为国家、群臣、乡里的道德榜样，他们节俭自修，“（夏阳侯窦）瑰少好经书，节约自修，出为魏郡，迁颍川太守”[②]；笃行孝养，“（安乐乡侯胡广）时年已八十，而心力克壮。继母在堂，朝夕瞻省，傍无几杖，言不称老。及母卒，居丧尽哀，率礼无愆”[③]；轻财重义，“（钱塘侯朱俊）好义轻财，乡闾敬之”[④]；礼让尊贤，“（乘氏侯梁）商自以戚属居大位，每存谦柔，虚己进贤，辟汉阳巨览、上党陈龟为掾属，李固、周举为从事中郎，于是京师翕然，称为良辅，帝委重焉”[⑤]。

---

① 秦铁柱：《汉代“长寿”侯国研究》，《山东师范大学学报》（人文社会科学版）2018 年第 5 期。

② （南朝宋）范晔：《后汉书》卷二三，第 819 页。

③ （南朝宋）范晔：《后汉书》卷四四，第 1510 页。

④ （南朝宋）范晔：《后汉书》卷七一，第 2308 页。

⑤ （南朝宋）范晔：《后汉书》卷三四，第 1175 页。

在这一背景下，东汉出现了许多世官化的列侯家族，如马、邓、窦、梁、杨、袁、耿、伏等，他们世代经学，垄断文化，进而实现文化垄断与权力垄断的交互循环。这些列侯家族成为汉代历史上延续时间最长，也是最稳固的社会集团，成为魏晋士族之滥觞。在和帝时期，统治阶层中已经有了门第观念，而文质化世官化的列侯家族自然被人们视为高第，“(周纡) 征拜洛阳令。下车，先问大姓主名，吏数闾里豪强以对。纡厉声怒曰：‘本问贵戚若马、窦等辈，岂能知此卖菜佣乎？’”①

① (南朝宋) 范晔：《后汉书》卷七七，第2494页。

后　记

2007年，我进入山东师范大学历史文化学院攻读硕士学位，师从安作璋先生，研究方向为秦汉思想史，毕业论文为《汉代义利观与社会实践》。2011年，我进入南开大学历史学院攻读博士学位，师从刘敏教授，研究方向为秦汉政治制度史，毕业论文为《两汉列侯问题研究》。2014年毕业后，我回到了母校山东师范大学历史文化学院工作，在安先生的指导下，我将研究方向作了调整，将秦汉思想史与政治制度史结合起来进行研究，以汉代封国“诸子”为研究对象来探究齐鲁文化的发展以及封国制度。封国“诸子”是汉代“诸子”的重要样本，而齐鲁之地作为两汉封国的重地，齐鲁封国“诸子”又是封国“诸子”的重要样本，研究齐鲁封国“诸子”不仅可以为研究齐鲁文化提供新的路径，更可以打开秦汉思想史研究的新局面。

在本书出版之际，首先感谢我的先师安作璋先生，安先生是我步入秦汉史研究的引路人，先生严谨的治学态度，独特的学术视角与儒雅大气的风范深深感染了我。工作之后，我汉代封国“诸子”研究方向的确定，倾注了先生大量的心血，然而我在这一研究领域中至今未能取得突破，深感愧疚。唯有在今后的学习与工作中更加勤勉努力，砥砺前行，不辜负先师之期望。

感谢我的博士生导师南开大学的刘敏教授，刘老师不弃我愚钝，将我收于门下，在刘老师的悉心指导下，我完成了博士毕业论文《两汉列侯研究》，为我日后的学术研究打下了坚实的基础。工作之后，刘老师时常给予我指导，并强调将封国“诸子”的研究与简牍结合起来，每当我取得点滴的进步，刘老师都颇感欣慰。

本书是我开始研究汉代“诸子”的尝试之作，由于各种主客观的原因，书中存在一些不足之处，希望读者指正赐教！

秦铁柱

于山东师范大学古代史教研室

2021 年 12 月 14 日